トップアスリートが実践

# 人生が変わる
# 最高の呼吸法

THE OXYGEN ADVANTAGE

パトリック・マキューン——著
桜田直美——訳

かんき出版

THE OXYGEN ADVANTAGE
by Patrick Mckeown



Japanese translation rights arranged with Patrick Mckeown
c/o Douglas Abrams, Idea Architects, Santa Cruz, California
c/o Chandler Crawford Agency Inc., Monterey, Massachusetts, U.S.A.
through Tuttle-Mori Agency, Inc., Tokyo

# 推薦の言葉

世界最大の医療サイト（Mercola.com）設立者
ジョゼフ・マーコーラ医師

高地で暮らす人のほうが長生きであるという事実はよく知られている。
はっきりした理由はわかっておらず、おそらく複数の要因が考えられるだろう。なかでも有力な根拠の1つは、高地は酸素が少ないということだ。

摂取カロリーを制限すると寿命が延びることは、研究によって証明されている。そしてあまり話題にのぼることはないが、酸素もまた栄養素の一種だ。摂取カロリーが多すぎるとメタボリック症候群のような問題が生まれるように、酸素の摂りすぎも体に害を与える。

フリーラジカルが増えすぎて細胞膜の脂質、タンパク質、DNAが破壊されるからだ。フリーラジカルは分子の一種で、酸素が体内で分解されるときに発生する。

つまり呼吸をすれば、誰でも体内にある程度のフリーラジカルが発生するということだ。一方、呼吸エクササイズによって体内に取り込む酸素の量を適正に保っていれば、フリーラジカルを最小限に抑えることができる。

トップアスリートの多くは、持久力を鍛えるために高地トレーニングを取り入れている。肉体に本来備わっているリソースを活用する方法の1つは、時間を区切って、意図的に酸素の少ない環境に身を置くことだ。これによって血液が酸素を運搬する能力が向上し、体内に取り込める「酸素の最大量」（VO2MAX）も増大する。

おそらくたいていの人は、海面レベルに近い低地に住んでいて、高地の恩恵を受けられない環境にあるだろう。

だが簡単な方法で、高地トレーニングと同じ効果を上げることができる。

その簡単な方法とは、「鼻呼吸」だ。

日常生活や、本書で紹介するエクササイズを行うときに、口を閉じて鼻だけで呼吸していれば、高地と同じ酸素の少ない状態を再現できる。

鼻呼吸だけで強度の高いエクササイズを行うと、たしかにかなり息苦しさを感じるだろう。

しかしその息苦しさこそが、効果が上がっている証拠だ。

私自身もエクササイズを行うときに、この本で紹介されている方法を実際に使っている。完全な鼻呼吸ができるようになるまでに数週間はかかったが、一度できるようになれば、以前の口呼吸よりもはるかに効率がよくなった。

私は医師として、危険な薬や手術よりも、ただ生活習慣を変えるという、シンプルでお金のかからないこの方法を推奨している。

本書で紹介されているテクニックを、ぜひあなたの生活習慣に加えてもらいたい。私の見るかぎり、マイナス面はまったく存在しない。ただ大きな利点があるだけだ。

私自身も活用している。ぜひあなたにも、酸素アドバンテージ・プログラムの恩恵を受けてもらいたいと思っている。

トップアスリートが実践 人生が変わる最高の呼吸法■目次

PART 1
# 呼吸の秘密
The Secret of Breath

Chapter 1
## 誰もが誤解している酸素のパラドックス

Chapter

2

# 体内酸素レベルを自分で測定する

Chapter 3

## 鼻は呼吸のためにあり、口は食事のためにある



Chapter 4

## 軽い呼吸こそ、身につけるべき正しい呼吸法

PART 2 フィットネスの秘密

The Secret of Fitness

Chapter 5 人間本来の呼吸のしかたを取り戻す

Chapter 6

## 自然で合法的にパフォーマンスを上げる方法



Chapter 7

## 低地にいながら高地トレーニングをする

## Chapter 8 鼻呼吸で集中力を高め意図的にゾーンに入る

# PART 3 健康の秘密

The Secret of Health

## Chapter 9 呼吸法を変えるだけで簡単にダイエットできる

## Chapter 10 呼吸量を減らすことで疲れない体をつくる



## Chapter 11 呼吸量を減らすことで心臓を強化する



## Chapter 12 呼吸量を減らすことで喘息を治す

Chapter 13
## 鼻呼吸に変えると顔が正常に発達する



実践編

# 酸素アドバンテージ・プログラム

Your Oxygen Advantage Program

本文イラスト© Bex Bergess
本文デザイン・DTP／松好那名（matt's work）

Prologue

# 呼吸を減らすとすべてが変わる

人間は何も食べなくても数週間は生きられる。

しかし呼吸を止めると、わずか数分で死んでしまう。

それなのに、食べ物や飲み物にはかなり気をつけている人でも、呼吸についてはほとんど無頓着だ。たいていの人は、健康のためには何をどれくらい食べ、水をどれくらい飲めばいいのか知っているだろう。量が多すぎても、少なすぎても問題になる。

それに体のためにはきれいな空気を吸ったほうがいいということも、誰もが知っている。


しかし、空気の「量」についてはどうだろう?

そもそも空気は、ある意味、水や食べ物よりも大切だ。

健康のためには、どれくらいの量の空気を吸うのが理想的なのだろうか。

食べ物や水に適正量があるのなら、空気にもあってしかるべきだろう。

体内に取り込む空気の量は、肉体に大きな変化を起こす可能性を秘めている。健康状態がよくなり、運動パフォーマンスも向上する。ただ運動不足を解消したいと思っている人でも、週末にジョギングを始めていて何度か10キロマラソンの経験がある人でも、またはプロのアスリートであっても、この方法で大きな効果を上げることができる。

とはいえ、呼吸の量とはいったいどういう意味なのだろうか。夜中にこっそり空気を「どか食い」することはできないし、週末に空気を「飲んだくれる」こともできない。でも、もしかしたら空気にも「吸いすぎ」という状態があるのだろうか。空気もまた、食べ物や飲み物と同じように、健康のための適正量というものが存在するのかもしれない。むしろ食べ物や飲み物よりも、空気の量のほうが大切なのかもしれない。

この本を読めば、酸素と肉体の基本的な関係が理解できるようになる。フィットネスを向上させるには、筋肉、臓器、組織へ送り届ける酸素の量を増やす必要がある。そして酸素を効率的に使えるようになると、健康になるのはもちろん、運動の強度を上げても息が切れなくなるという効果もある。

簡単にいうと、健康になり、体力がつき、運動パフォーマンスが向上するということだ。競技スポーツをやっている人なら、トレーニングや試合が、今よりもずっと楽しくなるだろう。少ない努力で、より多くのことを達成できるようになるからだ。

基本的に、全般的なフィットネスや運動パフォーマンスは、肺の機能によって制限される。手足の筋力ではないし、メンタルの強さでもない。定期的に運動している人なら知っているだろうが、運動の限界を決めるのは、筋肉の疲労ではなく、息切れだ。

そのため体を動かすことを楽しみ、運動パフォーマンスを向上させたいなら、いちばん大切なのは効率的な呼吸ということになる。

## 慢性的な呼吸過多は病気の原因になる

正しい呼吸法を身につけることは、とても大切だ。

それは数々の科学的な研究でも証明されているし、私が実際に指導した何千人ものクライアントたちも証言している。ここでの問題は、本来なら誰もが生まれながらに習得しているはずの「正しい呼吸法」が、現代の生活ではとても難しくなっているということだ。

適正な呼吸量なんて体が知っているはずだと思っているかもしれないが、残念ながらそうではない。太古の昔から現代までの間に、人間の暮らす環境は劇的に変化した。

そのため、多くの人が正しい呼吸法を忘れてしまったのだ。

現代人は、慢性的なストレスにさらされ、座りっぱなしの生活を送っている。食生活は不健康で、運動不足だ。それに冬でも、家の中は暖かすぎる。

そういった環境がすべて、正しい呼吸の妨げになっている。そして正しく呼吸ができないことが、「倦怠感」「肥満」「睡眠障害」「呼吸器疾患」「心臓病」などの原因になっている。

太古の人類は、自然な食生活を送り、もっと体を動かしていた。競争社会のストレスとも無縁だ。だから、正しい呼吸法が自然に身についていた。

一方で私たち現代人は、1日中椅子に座ってコンピューターをにらみつけている。いつも仕事に追われているために、ランチは簡単な食事ですませるしかない。ストレスの多い現代の生活のせいで、私たちの呼吸量はだんだんと増えてきている。

体に取り込む酸素が増えるのはいいことだと思うかもしれないが、健康のためには、むしろ呼吸を減らしたほうがいい。

太りすぎの一般人と、プロのアスリートが、重たいスーツケースを運ぶところを想像してみよう。息を切らせ、たくさん呼吸しているのはどちらだろうか？

もちろん、プロのアスリートではないはずだ。

意外に思うかもしれないが、健康とフィットネスを妨げるいちばん大きな要因は、「慢性的な呼吸過多」という状態だ。

たいていの人は自分でも気づかないうちに、適正量よりも2倍か3倍は多く呼吸している。

## 自分が呼吸過多かどうかを知る

自分が呼吸過多かどうか知りたいなら、次の質問に「はい」か「いいえ」で答えてみよう。

・日常生活で口呼吸をしていることがある
・眠っているときに口呼吸をしていることがある（朝起きたときに口の中が乾いている）
・眠っているときにいびきをかく、または呼吸が止まる
・安静時に、自分の呼吸の動きが目で見えることがある（今から1分間、呼吸をするときの胸とお腹の動きを観察してみよう。動きが大きいほど呼吸量が多いということだ）
・自分の呼吸を観察したとき、お腹の動きよりも胸の動きのほうが大きい
・ため息が多い（たまになら問題はないが、頻繁なら慢性的な呼吸過多のサインだ）
・安静時に自分の呼吸音が聞こえることがある
・鼻づまり、倦怠感、ふらつき、めまいなど、呼吸過多が原因と考えられる症状がある

以上の項目のいくつか、またはすべてが当てはまるなら、呼吸過多の傾向があると考えられる。どの項目も、必要以上の空気を体内に取り入れたときによく見られる状態だ。

1日に摂取する水や食べ物の適正量が決まっているように、呼吸にも理想的な量がある。そして食べすぎが健康を害するのと同じように、呼吸のしすぎは体に悪い影響を与える。

現在、世界の先進工業国では、無意識の呼吸過多がまるで流行病のように広がっており、健康に深刻な悪影響を与えている。慢性的な呼吸過多は、「健康状態の悪化」や「体力低下」の原因になり、結果として仕事や運動のパフォーマンスを下げることになる。

さらに「不安障害」「喘息」「倦怠」「不眠」「心臓病」といった症状や病気を引き起こし、「肥満」の原因にまでなることもある。

単なる呼吸のしすぎが、このような多種多様な症状や病気につながることに疑問を持つ人もいるかもしれない。しかし、「命の呼吸」という言葉もあるように、生きるために呼吸は不可欠であり、健康のあらゆる側面に影響を与えている。

## 呼吸のしかたが健康か不健康かを分けるカギ

この本を書いた目的は、読者のみなさんに、人間本来の生き方と呼吸法を取り戻してもらうことだ。シンプルな方法で、間違った呼吸の習慣を正し、心肺機能を向上させることを目指している。

正しい呼吸法を身につければ、今よりもずっと健康になり、より快適に日々の生活が送れるようになるだろう。プロのアスリートなら、パフォーマンスが今までになく向上することが期待できる。真剣に運動に取り組んでいる一般の人も、今まで眠っていた能力を開花させることができるだろう。とにかく健康になりたいという願いもかなえられる。

しかしすべての病気と同じように、治療するならまず病状を正確に把握する必要がある。

ここでカギになるのが呼吸のしかただ。

安静時の呼吸が、運動時の呼吸も決めている。安静時から呼吸過多の状態にある人は、運動時も呼吸過多になる。安静時に正しく呼吸していないのに、運動時だけ正しくなることを期待するのは無理があるからだ。

起きているとき、寝ているときに口で呼吸する、安静時に目や耳でわかるほどの大きな呼吸をするといったことぐらいなら、特に害はないと思うかもしれない。

しかし、それが運動時のさらなる呼吸過多につながり、パフォーマンスの質を著しく下げる結果になるのだ。いつもの呼吸法が、健康的でエネルギーに満ちあふれた人生と、不健康でいつもどこか具合が悪い人生を分けるカギになる。

また呼吸過多は気道が狭くなる原因になり、体が酸素を取り込む能力が低下する。血管が細くなり、心臓などの臓器や筋肉に十分な血液が行きわたらなくなる。

この悪循環は、全体的な健康状態に大きな影響を与える。

プロのアスリートでも一般の人でもそれは同じだ。特にアスリートの場合は、どんなに身体能力が高くても、呼吸過多によってパフォーマンスの向上が止まったり、それどころかキャリアが早く終わってしまったりする。

体は丈夫でも、呼吸がすべてを台無しにすることもあるのだ。アスリートなら経験からわかるだろうが、運動していて最初に音を上げるのは、手足の筋肉ではなく肺である。

## 体が活用できる酸素量は二酸化炭素が決める

人間が生きるには酸素が必要だ。だからといって、酸素をたくさん取り込めばいいというわけではない。血液中にどんなにたくさん酸素があっても、筋肉、臓器、組織が活用できる量が増えるわけではないからだ。

人間の赤血球は、95パーセントから99パーセントの酸素を含んでいる（赤血球中のヘモグロビンのうち、酸素と結合しているヘモグロビンの割合を「酸素飽和度」と呼ぶ）。どんなに激しい運動をする人でも、それだけ酸素があれば十分だ。

意外に思うかもしれないが、肉体が活用できる酸素の量は、実は血液中にある二酸化炭素の量で決まっている。人間は酸素を吸って二酸化炭素を吐き出している。そしてたいていの人は、二酸化炭素は酸素を使った後に出るゴミのようなものだと教わっただろう。

しかし、それは間違っている。二酸化炭素は、血中の酸素が体内に取り込まれる量を決めるという、重要な役割を果たしているのだ。

二酸化炭素のこの働きは、「ボーア効果」と呼ばれている。このボーア効果を理解して活用することが、正しい呼吸を身につけるカギになる。ボーア効果はすでに100年以上も前に発見されていて、血中の酸素が筋肉や臓器に送られるメカニズムを説明している。

ほとんどの人が知らないのは、血中の二酸化炭素の量が、肉体が活用できる酸素の量を決めているという事実だ。なかでもいちばん重要なのは、呼吸のしかたによって、血中の二酸化炭素濃度が決まるということだろう。

正しく呼吸していれば、血中の二酸化炭素も適正量に保たれる。その状態であれば、静かで、規則正しい呼吸をしているはずだ。

一方で呼吸過多の状態になると、息づかいが荒く、リズムも一定しなくなる。大きく息を吐くと大量の二酸化炭素が体外に排出されるために、肉体が酸素を取り込める量も減ってしまうのだ。

考えてみれば当たり前のことだろう。正しく呼吸すれば、血中の二酸化炭素が増え、筋肉や臓器に送られる酸素の量も増える。その結果、運動機能も向上する。

つまり正しく呼吸すれば、体に本来備わっている機能を十分に活用できるということだ。

## 呼吸法を改善すれば見違えるように健康になる

本書で紹介する「酸素アドバンテージ・プログラム」を正しく理解するために、たいていの人が一度は聞いたことがある例を使って説明しよう。

それは、高地トレーニングだ。プロのアスリートは、心肺機能を高めるためにこのトレーニングを取り入れている。

高地トレーニングがアスリートとコーチの間で最初に注目されたのは、1968年の夏季オリンピックだ。その年の開催地は、標高2300メートルのメキシコシティだった。競技を終えた選手が標高の低い場所に戻ると、いきなりそれまでの自己ベストを更新できるようになった。そこでコーチたちは、標高の高い場所でトレーニングすると、パフォーマンスが向上するのではないかと考えた。

標高が高いと大気圧が下がり、その結果として酸素の量も少なくなる。これに対して人間の体は、赤血球の数を増やすことで、酸素の少ない環境に適応しようとする。赤血球の量が増えると、筋肉に酸素を運搬する能力も向上し、筋肉に乳酸がたまりにくくなり（つまり、疲れにくくなる）、運動パフォーマンスや持久力が向上するとともに、炎症やケガのリスクも低下する。

しかし、高地トレーニングは誰でもできるわけではない。

そこで、本書が提唱する酸素アドバンテージ・プログラムの出番となる。高地まで行く必要はない。高地の環境を低地に持ってくればいいのだ。

本書で紹介する簡単なテクニックを使えば、低地にいても、標高1500メートルの環境をつくり出すことができる。この低地で行う高地トレーニング（「疑似高地トレーニング」という）の方法を習得すれば、血液の酸素運搬能力を向上させることができる。

さらに正しい呼吸法を意識せずに自然に行えるようになれば、激しい運動をしているときも集中力を保てるようになる。正しい呼吸法を身につけ、体内に取り込む空気の量を適正に保っていれば、体も自然とより効率的な呼吸を行うようになり、その結果として全体的な健康状態が向上する。

プロのアスリートも、またはまったく運動していないという人も、呼吸法を改善すれば、体が見違えるように健康になり、持久力が向上し、運動パフォーマンスも向上する。

私がこう断言できるのは、実際に自分でも体験したからだ。

私も以前は、慢性的な呼吸過多の状態だった。

１９９７年、私はある会社の管理職についていた。子供のころからずっと喘息に悩まされ、健康状態は良好とは言いがたかった。そのせいで、自分は健康ではない、体力がない、自信が持てないといった、ネガティブな自己イメージばかりがつきまとっていた。もっと健康になって、こんな状態から抜けだしたくてたまらなかった。

そしてついに、その方法を見つけることができたのだ。

それは、故コンスタンチン・ビューテイコが提唱する呼吸法だった。

ビューテイコはロシア人の優秀な医師で、正しい呼吸法についての画期的な研究を行ったことで知られている。だが当時は冷戦のさなかで、ビューテイコの呼吸法が鉄のカーテンを超えることはなかった。

それでも1990年代になると、だんだんと世界中で知られるようになる。私もビューテイコの呼吸法を実践し、長年の睡眠障害と喘息を改善することができた。子供のころからずっと苦しんでいた症状から、ついに解放されたのだ。

その成功をきっかけに私は仕事を辞め、ビューテイコに弟子入りして呼吸法を本格的に学ぶことにした。私の人生は、ビューテイコのおかげで一変したのだ。ここまでの大きな変化を経験すれば、他の人にも教えたくなるのが人情というものだろう。私の場合は、それが職業になってしまった。


酸素アドバンテージ・プログラムは、ビューテイコ医師の呼吸法を基盤にして生まれたものだ。このプログラムは、喘息の改善に効果があるだけでなく、あらゆる人の健康状態や運動パフォーマンスを向上させる効果もある。このプログラムを始めてから13年間で、

5000人以上のクライアントと仕事をしてきた。なかには、筋金入りのカウチポテトもいれば、腹筋の割れたオリンピック選手もいる。

ここで、酸素アドバンテージ・プログラムで人生が変わった3人の物語を紹介しよう。

1人は「運動選手」で、1人は「最近になって熱心に運動をするようになった人」、そしてもう1人は「体重を減らしてもう少し健康になりたいと思っていた人」だ。

## 呼吸を変えるだけで運動能力が劇的に上がる

私が生まれ育ったアイルランドのダブリンでは、ゲーリック・フットボール（アイルランド発祥の団体球技）が人気で、地元のスタジアムのクローク・パークで試合があると8万人以上のファンが押し寄せる。毎試合がまるでスーパーボウルのようなものだ。

アイルランドのゲーリック・フットボールは、単なるスポーツを超えた存在なのだ。それは情熱であり、1つの生き方であり、国の誇りでもある。選手はセミプロの扱いだが、運営側は大金を使って最新のトレーニング法を導入し、24時間体制で選手の体調管理も行っている。

私のクライアントのデーヴィッドは、クローク・パークでプレーするゲーリック・フットボール選手だった。最初に会ったとき、彼は20歳で、新進気鋭のスターだった。

チームとともに週に5日のトレーニングをこなし、よく鍛え上げられた体をしていた。だが激しい運動をするとすぐに息が切れ、鼻づまりや咳にも悩まされていた。デーヴィッドにとって、大観衆の前でプレーするのは無上の喜びだったが、試合が終わるといつも咳が出て止まらなくなる。それに肺の調子もどうもすっきりしない。それでも彼は、咳のことをコーチなどにばれないように必死に隠しながら、トレーニングの強度をさらに上げていた。

医者に行って薬をもらったりもしたが、症状はわずかに改善しただけで、相変わらず息は切れるし、他のチームメイトについていけないこともある。症状がコーチたちに知られたら、戦力外になってしまうかもしれないという状態だ。

私のところに来たばかりのころのデーヴィッドは、呼吸過多の症状をすべて見せていた。安静時でも呼吸が荒く口呼吸で、肺に取り込む酸素が多すぎる。アスリートにとって不可欠な、正しい呼吸法が身についていなかったのだ。

間違った呼吸法を長年続けた結果、肉体と呼吸がかみ合わなくなり、体内に必要な量の二酸化炭素を保てなくなっていた。

デーヴィッドは、この本で紹介しているエクササイズをそのまま行った。呼吸の量を減らす、運動中に息を止める、寝ている間も口を閉じて鼻呼吸をする、といったエクササイズだ。そして現在、デーヴィッドはチームのスター選手の1人で、もう息切れを心配する必要はない。

デーヴィッドのように、本格的なアスリートでも、呼吸過多の状態にある人はたくさんいる。正しい呼吸法が身についていないと、どんなに激しいトレーニングを積んでも、理想的なフィットネスを手に入れることはできないのだ。それに現状維持のためだけでも、他の選手よりも激しいトレーニングが必要になる。

多くのアスリートは、慢性的な呼吸過多という問題が、最初のうちはよく理解できないようだ。それでも一度理解すると、それまで苦労してきたことの答えがやっと見つかったような気分になり、まったく新しい気持ちでトレーニングに取り組めるようになる。

普段のエクササイズにちょっとしたテクニックを加えるだけで、肺に負担をかけずに、さらに強度の高いトレーニングを行うことができるからだ。

トップアスリートとその他大勢を分ける要素の1つは、激しく体を動かしても息が切れないことだ。

本書を読めば、酸素が体内に取り込まれる仕組みを理解して、運動しても息が切れない体を手に入れることができる。ランニング時にエネルギーを効率よく使い、VO2MAX（肉体が取り入れて活用できる酸素の最大量）を上げることができるのだ。

私はこれまでにさまざまなタイプのアスリートを指導し、奇跡のような結果を実際にこの目で目撃してきた。私のクライアントには、ラグビー選手、サッカー選手、ランナー、自転車選手、水泳選手、それにオリンピック選手もいる。

彼らの多くが呼吸過多の状態でさまざまな症状に苦しんでいたが、呼吸法を改善すると、それだけで卓越したパフォーマンスを発揮できるようになった。

## 呼吸を変えるだけで喘息が完治する

デーヴィッドの物語を読んで、これはトップアスリートだけの方法だと勘違いしないでもらいたい。普通の人でも、身体機能と健康状態を大幅に改善することができる。むしろ普通の人のほうが、効果を実感できると言ってもいいだろう。

ここでダグの物語を紹介しよう。

ダグはアメリカ人の大学教授だ。年齢は40代半ばで、仕事で大きな成功を収めている。ダグは子供のころから喘息に苦しみ、ずっと運動が苦手だった。その一方で、ダグの兄はいわゆる体育会系だった。家族と公園に行っても、父親と兄が一緒にバスケットボールをしているかたわらで、ダグはそれをただ見ているだけだった。

ダグはいつも、自分の体はどこかおかしいと感じていたという。大学生になると、父親と同じようにボート部に入ったが、トレーニングのたびに肺が悲鳴をあげた。心肺機能の弱さのために思うように運動ができず、ボート部も1年で辞めてしまったほどだ。

それでも老いた父親が弱っていくのを見て、ダグもついに体を鍛える決心をした。自分の子供や孫たちのために、年をとっても元気でいるためだ。

ジョギングを始めたところ、ほんの数メートル走っただけで息が上がってしまう。これは心肺機能を一から鍛えなおす必要がある。そこでダグは、私に連絡をしてきた。

そして本書で紹介しているシンプルな方法を日常生活に取り入れることで、ダグの症状は改善していった。私のプログラムは、ダグのように仕事と家庭で忙しい人でも、無理なく続けることができるのだ。

最初のうちは、口を閉じたままだと3メートルしか走れなかったが、数カ月で10キロまで走れるようになり、さらに数カ月のトレーニングで、ハーフマラソンを完走できるまでになった。そしてトレーニングを始めてから1年未満で、フルマラソンを完走した。

ダグはまず長年の呼吸のクセを改める必要があった。呼吸過多のせいで、本来の自分の能力を発揮できなくなっていたからだ。私が彼に伝えたかったのは、たとえ喘息の持病があっても、一生、呼吸の問題で苦しむ必要はないということだ。

喘息という病気は数千年前から存在する。古代エジプトに記録が残っているほどだ。

しかしここまで喘息の人が増えたのは、1980年代に入ってからだろう。人間の遺伝子が40年かそこらで大きく変わるとは思えないので、やはり原因はライフスタイルの変化だと考えられる。現在、大人と子供を合わせて、ほぼ10人に1人が喘息にかかっている。そこに運動後に喘息のような咳が出る人も加えれば、その数は大幅に増えるだろう。

私はこれまでに、ダグと同じように喘息と診断された人をたくさん指導してきた。彼らはみな、喘息の症状に苦しめられ、本来の運動能力を発揮できない状態にあった。根本の問題を解決せず、ただがむしゃらにトレーニングをしても、息切れはさらにひどくなるだけだ。

私のところに来る前のダグは、まさにその状態だった。

「シンプルなエクササイズを短期間続けるだけで、長年苦しめられた症状から解放されるわけがない」と、最初のうちは誰でも思うだろう。

しかし正しい呼吸法には、間違いなくそれだけ大きな力がある。

## 呼吸を変えるだけでリバウンドせず体重が減る

運動で何か大きな目標があるわけではないという人もいるだろう。健康のために体重を減らし、ついでに見た目もよくしたいという人は少なくない。

呼吸法は、ダイエットでも重要な役割を果たしている。だから正しい呼吸法を身につけずに、体重だけを減らそうとするのは、たとえるなら下りエスカレーターに逆行して登っていくようなものだ。つまり、どこにもたどり着けない。

ドナはあらゆるダイエット法に挑戦してきた。「糖質制限ダイエット」「サウスビーチダイエット」「ゾーンダイエット」「ウェイトウォッチャー」「ジェニー・クレイグ」「地中海式ダイエット」「アトキンスダイエット」「スリムファーストダイエット」などなど。

キッチンの棚には、さまざまなサプリメントやダイエット食品が並んでいる。もう25年もの間、新しいダイエット法が登場するたびに、今度こそ痩せられると信じて挑戦してきた。念願の20キロ減量に成功し、体型を隠すような真っ黒な服を捨て、好きな服を着られるようになるはずだった。若いころの健康を取り戻せるはずだった。

しかし、新しいダイエット法に挑戦する興奮が冷めるたびに、減った体重は元に戻り、敗北感に打ちのめされることになる。

私のところにやってきたときのドナは、ちょうどそんな状態だった。

それまでダイエットに何千ドルも費やしてきたが、理想より20キロ重いという状態はそのままだ。食事制限だけでなく、同じくらい運動にも挑戦してきたが、ちょっと体を動かしただけでも息が切れるので、すぐにあきらめてしまっていた。

ドナは多くの人と同じように、筋肉の疲れよりもまず息切れが先にきて、運動を続けることができなかった。

「体重がありすぎるから運動は無理なんです」と、ドナは言った。「運動できないから体重も減らない」

スポーツジムにも何度か行ったことはあるが、行くたびに周りの目が気になってしょうがなかった。自分がひどく場違いな存在に思えてしまう。自分はランニングマシンでゼーゼーいっているのに、スリムで引き締まった体の人たちは隣で涼しい顔をして走っている。ドナはますます自信を失った。これはまさに悪循環であり、私は同じような状況をこれまでに何度も見てきた。

ドナの体は、酸素を正しく代謝できていなかった。彼女に必要なのは、体と呼吸に過度な負担をかけず、しかも早く結果を出せるような方法なのだ。結果が出れば、彼女の自信も回復するだろう。

私はドナに、簡単な呼吸法を教えた。テレビを見ているときや、デスクワークのときに、鼻で呼吸するという方法だ。それからの2週間で、体重が3キロ近く減った。食生活はまったく変えていない。鼻呼吸のエクササイズで酸素を効率的に使えるようになった結果、食べたものを効果的に吸収し、食欲も正常になった。

ドナの成功でもわかるように、私のプログラムのいちばんの特徴は、ただ座っているだけでも大きな成果が期待できるという点だ。とはいえ、プログラムの本当の威力を知れば、ただ座っているどころか、むしろ体を動かしたくてたまらなくなるだろう。

現在までに、ドナの体重は14キロ減った。しかしそれよりも大切なのは、減った体重を維持できるようになったということだ。

ドナのように体重を減らしたい人にとって、大切なのは「何を食べるか」「何を食べないか」といったことではない。食べ物や体重計からはいったん離れ、もっと広い視野で状況を見直す必要がある。

体重が減るのは、消費するカロリーの量が、摂取するカロリーの量を上回ったときだ。それ以外の方法はありえない。

そして呼吸と消費カロリーの間には、密接な関係がある。細胞に適度の酸素が行きわたっていれば、体はより効率的に機能することができる。

その効率化は、ただ座っているなど体を動かしていないときにこそ、威力を発揮するのだ。代謝が正常になると、もっと水が飲みたくなり、加工食品を食べたいと思わなくなる。

だからこの本では、食事の指導は特にしていない。

ドナのような人には、「お腹が空いたら食べ、満足したら食べるのをやめる」とだけアドバイスしている。体の自然な欲求に任せるのだ。正しい呼吸法を身につけるだけで、体調がよくなり、見た目もよくなる。

デーヴィッド、ダグ、ドナをはじめ、何千人ものクライアントたちとの仕事を通して学んだこととの集大成が、この本で紹介する酸素アドバンテージ・プログラムだ。普段の活動レベルに関係なく、どんな人でも、このプログラムで結果を出すことができる。

健康状態が向上し、体力がつく。トレーニング量を増やす必要もないし、薬やサプリメントも必要ない。それに自分の進捗状況を正確に把握しながら、ケガがないように安全に行えるようになっている。

そのうえこのプログラムは、ライフスタイルに関係なく、どんな人でも日常生活に無理なく取り入れて活用することができる。

## 正しい呼吸法を習得する方法

本書を読んで呼吸に関する正しい知識を身につけ、正しい呼吸法を習得すれば、細胞レベルで酸素を最大限に活用することができるようになる。ほとんどのアスリートが知らない方法だが、実はとても簡単で、太古の昔から活用されてきたものだ。

あなたに必要なのは、呼吸と体内の酸素の関係を正しく理解することだけだ。

ＰＡＲＴ１の「呼吸の秘密」では、呼吸のメカニズムを詳しく説明する。これを読めば、酸素と二酸化炭素の役割を知り、自分の本当の健康状態を測ることができる。正しい呼吸は口呼吸ではなく鼻呼吸である理由を理解し、そして呼吸過多の状態を正すテクニックを学ぶことができる。

ＰＡＲＴ２の「フィットネスの秘密」では、赤血球の働きを学び、トップアスリートのように赤血球を活用することで、自分にとって最高レベルのフィットネスを目指す。また低地で行う高地トレーニングの方法と、いわゆる「ゾーン」に入る方法も解説している。

ＰＡＲＴ３の「健康の秘密」では、正しく呼吸すると、自然に減量でき、さらに運動時のケガのリスクも軽減される理由を説明する。また、酸素化と心臓機能の強化の関係についても触れている。さらに喘息持ちの人は、運動時の咳の発作（運動誘発性喘息）を防止する方法も学ぶことができる。

そして最後の実践編では、本書で学んだことをすべて統合し、あなただけの酸素アドバンテージ・プログラムをつくる方法を伝授する。

呼吸は本来、無意識に行うものであり、自分の呼吸について深く考えたことのある人はあまりいない。しかし、人は生きているかぎりつねに呼吸していて、その呼吸法が健康を促進してくれることもあれば、健康を妨げる足かせになることもある。

本書の目的は、もっと自分の呼吸に対して自覚的になり、本来の正しい呼吸法を身につけて、一生続く健康を手に入れてもらうことだ。

本書で紹介している知識を身につけ、エクササイズを実際に行えば、数週間のうちに健康状態がよくなり、体力がつき、運動パフォーマンスも向上するだろう。

あなたが運動には縁がない普通の人でも、またはオリンピックレベルのアスリートでも、必ず効果があると約束できる。

少ない努力で、大きな結果を出すことができるのだ。

# PART 1

# 呼吸の秘密

——The Secret of Breath

Chapter 1

# 誰もが誤解している酸素のパラドックス

ドン・ゴードンは子供のころからスポーツが大好きだった。汗、競争、逆境、そして勝利、とにかくスポーツにまつわるすべてに魅了されていた。

子供のころは、父親と一緒にたくさんの試合を観に行った。ひいきのサッカーチームや選手を応援し、いつか自分も彼らのようになりたいと夢想していた。いい試合を生で観戦するのはこの世で最高の体験だ。ファンの興奮に、選手を応援する叫び声。ゴードンはその熱狂のなかで、いつかトップアスリートになった自分の姿を想像していた。

10代になると、ゴードンは本格的に自転車競技を始めた。しかし、自転車に乗って何時間トレーニングしても、どうしても他の選手に後れを取ってしまう。すぐに疲れて、息が上がってしまうからだ。そうなると、道路脇に腰を下ろし、他の選手が自分よりもずっと長く走るのを見ているしかなかった。

やがてゴードンは、小さいころからの夢をあきらめざるをえないのかもしれないと思うようになった。あこがれの選手のような存在に、いつか自分もなるという夢だ。そしてゴードンはついに、自転車競技の世界に自分の居場所はないという事実を受け入れた。

20年後、ゴードンはアメリカのテクノロジー企業に勤務し、ヨーロッパ支部のトップを務めていた。そしてヨーロッパで働いているときに、たまたま私の酸素アドバンテージ・プログラムを知ることになる。

ゴードンはそれまでにもたくさんの方法に挑戦しては、うまくいかなかったために、最初は私の方法にも懐疑的だった。だが、とにかく試してみることにしたようだ。

ゴードンとの最初のセッションで、私はPrologueで書いたような内容を説明した。ゴードンはそれまで、呼吸と運動能力の関係について考えたことがなかったという。

それでも酸素を活用することの重要性を理解すると、私のエクササイズを実際にやってみた。すると数日のうちに体調がよくなり、今までにないほど活力もわいてきたという。

現在、ゴードンは健康そのものだ。運動しても息がゼーゼーしなくなり、アレルギーの症状も出なくなった。喘息の薬はもう7年以上も飲んでいない。さらにゴードンは、長距離自転車レースの選手にもなった。

最近行われた年代別のレースでは、自分が参加した部門で1位になった。なかでもゴードンにとってうれしかったのは、58歳という年齢でありながら、20代から30代のトップ選手が参加しているなかで、全320人中で29位になったことだ。

ゴードンはついに、子供のころにあこがれた存在に近づくことができたのだ。

この変化のカギは、呼吸法を変えたことだった。

呼吸は無意識の行動だ。方法を覚えていなくても、息を吸ったり吐いたりできる。もし無意識にできなかったら、人類は呼吸にすべての時間とエネルギーを費やすか、またはずっと昔に生きるのをやめていただろう。

呼吸はたしかに人間にとってもっとも本能的な行為だが、現代社会のさまざまな要素が、呼吸に悪い影響を与えている。さらに運動と呼吸の関係については、間違った知識が蔓延してしまっている。

## 深呼吸が体にいいというのは間違い

ダブリン・シティー・マラソンを翌日に控えたランナーを対象に、プレゼンテーションを行ったとき、私はこんな質問をした。

「安静時に大きく息をすると、血中の酸素は増えると思う人は手をあげてください」

聴衆であるランナーの95パーセントが、躊躇《ちゅうちょ》なく手をあげた。彼らは間違っているが、同じ勘違いをしている人はたくさんいる。スポーツとフィットネスの世界では、この間違った知識が広く信じられているからだ。

実際は、安静時にたくさんの空気を肺に入れても、血中の酸素は増えない。むしろ、持久力を高めたいならいちばんやってはいけないことだ。

しかしこの勘違いが蔓延しているために、アスリートの多くは安静時とトレーニング時にあえて大きく呼吸している。激しく動いて疲労したときは、特に深呼吸が大事だと考えている。だが大きく息をするのは、むしろパフォーマンスの低下につながるのだ。

この後にも説明するが、現代社会の悪影響を取り除き、正しい呼吸法を身につけることは可能だ。安静時に正しく呼吸すると、筋肉、肺、心臓に適量の酸素が供給される。その結果、運動中に息切れしなくなり、より効率よく体を鍛えられるようにもなる。

呼吸法を改善すると、自分にとって未知のレベルの健康を手に入れることができるのだ。

実際に酸素アドバンテージ・プログラムのエクササイズを始める前に、まず呼吸の仕組みと、二酸化炭素が体内で果たす役割を正しく理解しておくことが大切だ。

もし科学の話は飛ばしたいというのなら、続きは読まずにChapter 2に進んでもいい。しかし、正しい知識を身につけたほうが、テクニックをより効果的に活用できるようになることは間違いない。

## 深呼吸をしても血中の酸素は増えない

呼吸器の役割は、空気中から酸素を体内に取り入れ、体内で発生した二酸化炭素を体外に排出することだ。人間の呼吸器システムには、たとえ激しい運動をしているときでも、適量の酸素を取り入れるための機能がすべて備わっている。

ただし、その機能が必ずしも正しく働いているとは限らない。

ここで呼吸の仕組みを解説しよう（次ページの図参照）。

口や鼻で吸い込んだ空気は、まず気管を通り、気管支と呼ばれる場所で二手に分かれる。一方の空気が右の肺へ行き、もう一方が左の肺へ行く。そして肺の中に入ると、そこから細《さい》気管支《きかんし》と呼ばれるさらに小さな気管支によってこまかく枝分かれする。そして最終的に、肺胞と呼ばれる空気を入れる小さな袋に到達する。

この複雑なシステムを理解するには、木が逆さまになった姿を想像するといいだろう。木の幹が気管で、太い枝が左右に分かれるところが気管支だ。

## 人間の呼吸器

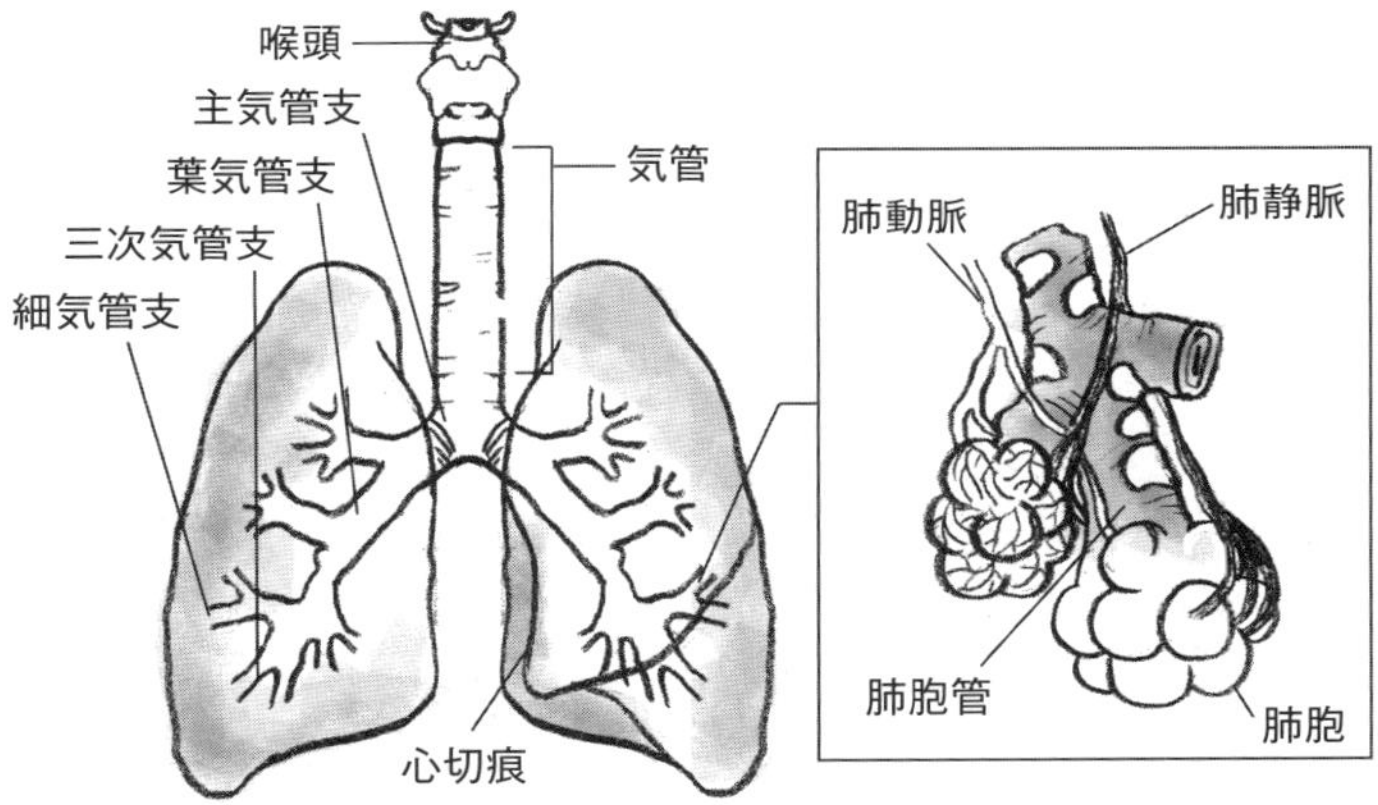


太い枝から生えている細い枝が細気管支で、枝の先端に生えている葉が肺胞になる。この肺胞から血管に酸素が送られる。

樹木が光合成で酸素をつくり、それを私たちが呼吸して肺に吸い込んでいることを考えると、木と人間の呼吸器が似ているのはとてもおもしろい偶然だ。

肺の中にはおよそ3億個の肺胞があり、それぞれの肺胞は毛細血管で覆われている。肺胞と毛細血管が触れている面をすべてつなげると、なんとテニスコート一面と同じ広さになるという。これだけの面積が小さく凝縮されているために、実に効率よく酸素を血液に送り込めるようになっている。

先にも説明したように、酸素は筋肉を効率的に動かす燃料になる。そこで、筋肉にたくさん酸素を送るために、たくさん呼吸をしようという発想になるのだが、それは大きな勘違いだ。

この方法で血中の酸素を増やすのは、物理的に不可能である。なぜなら、血液はほぼつねに酸素が飽和した状態にあるからだ。そこにさらに酸素を送り込むのは、たとえるならすでに満杯になっているコップに水を入れるようなものだ。

しかし、そもそも血中の酸素飽和度とはどういう意味なのだろう？

筋肉に適量の酸素を送ることと、どのような関係があるのだろうか？

酸素飽和度とは、赤血球の中にあるヘモグロビンのうち、酸素と結合しているヘモグロビンの割合のことだ。安静時であれば、健康な人は平均して1分に4リットルから6リットルの空気を吸い込んでいる。その結果、血液の酸素飽和度は95パーセントから99パーセントになる。

血中の酸素はつねに血液から細胞へと送られているので、酸素飽和度を１００パーセントに保つことはできない。酸素飽和度が１００パーセントになるというのは、酸素とヘモグロビンの結合が強すぎて、酸素を体内に送り込む力が弱まっていると考えられる状態だ。

そもそも血液の仕事は、酸素を保持することではなく、臓器や筋肉に送り届けることだ。実際のところ、人間の体内には必要以上の酸素が存在する。安静時なら75パーセントが呼気として排出され、運動時には25パーセントが呼気として排出される。

だから酸素飽和度を１００パーセントに増やしても、あまり意味はないということだ。大きく呼吸して酸素をたくさん取り込むという考え方は、すでに十分なカロリーを摂取している人に向かって、もっと食べろと言うようなものだ。

私のクライアントの多くは、最初のうちはこの理屈がなかなかピンと来なかったようだ。長年にわたって深呼吸の利点を教え込まれてきたからだろう。ストレス軽減でも、ヨガでも、スポーツの世界でも、深呼吸には大きな効果があるとされている。

この誤解が蔓延した理由は、容易に理解できる。

深呼吸をすると、実際に気分がよくなるからだ。昼寝から目覚めて伸びをするネコは、とても気持ちよさそうに見える。深呼吸をして肺に大量の酸素を入れると、上半身がストレッチされ、ネコの伸びと同じような効果がある。そのせいで、呼吸は大きいほどいいという迷信が広まることになった。

## 呼吸で大切なのは酸素ではなく二酸化炭素

呼吸のしかたには主に2つの側面がある。1分あたりの呼吸の回数と、1回の呼吸で肺に取り込む空気の量だ。2つは別々の事柄だが、おたがいに影響を与えている。

1回の呼吸で吸ったり吐いたりする空気の量はリットルの単位で表され、たいていは1分間に呼吸する量で計測される。一般的に、健康な人は1分間に10回から12回の呼吸を行い、

1回の呼吸で500ミリリットルほどの空気を取り込む。1分間では5リットルから6リットルだ。2リットルのペットボトルが3本分だと考えるとわかりやすいかもしれない。呼吸のペースが速く、1分間に20回であれば、1分間に取り込む空気の量も多くなる。

しかし呼吸過多の原因は、呼吸のペースが速いことだけではない。ペースが遅くても、1回の呼吸で取り込む空気の量が多ければ、それも呼吸過多につながる。回数が10回でも、1回につき1000ミリリットルの空気を吸っているなら、それもまた呼吸過多だ。

それでは自分の呼吸量が適正かどうか、どうすればわかるのだろうか。

意外に思うかもしれないが、正しい呼吸で大切なのは、酸素ではなく、二酸化炭素だ。呼吸のペースと量を決めているのは、脳の中にあるサーモスタットのような機能で、サーモスタットが暖房の温度を調節しているように、脳も呼吸を調節している。

サーモスタットは温度を監視しているが、この脳の中にある受容体が監視しているのは、血液の中にある「酸素と二酸化炭素の量」と、「血液の酸性度（pH値）」だ。

血中の二酸化炭素濃度がある一定の値を超えると、脳の受容体はそれを感知して、呼吸をして余分な二酸化炭素を排出しなさいという命令を出す。[1]

言い換えると、呼吸のいちばんの目的は、体内にある余分な二酸化炭素を排出することだ。体内で二酸化炭素が生成されるのは、食事によって摂取した脂肪と炭水化物が分解された結果だ。組織や細胞で生成された二酸化炭素は、血管を通って肺に送られ、余分な量が呼気として排出される。

しかしここで大切なのは、排出されずに体内に残る二酸化炭素のほうだ。正しく呼吸するには、肺の中に適量の二酸化炭素が残っていることがカギになる。

体を正しく鍛えて健康になりたいなら、このメカニズムを理解しておくことが大切なのだ。

こう考えてみよう。二酸化炭素は、いわば酸素を筋肉に届ける窓の役割を果たしている。窓が全開になっていないと、酸素の一部しか筋肉に届かない。その結果、運動時に息切れしたり、足がつったりする。一方で窓が全開になっていたら、酸素が筋肉に十分に行きわたり、強度の高い運動を長時間続けることができる。

## 二酸化炭素への耐性が下がると呼吸が増える

呼吸の仕組みを正しく理解するには、二酸化炭素が果たしている大切な役割についてもっと詳しく知っておく必要がある。慢性的な呼吸過多やその原因は、普段の呼吸で必要以上に空気を体内に取り込んでいるからだ。

ただし、それが必ずしも、パニック障害で息ができなくなるといった重い症状につながるわけではない。吸い込む空気の量が多すぎると、吐く息の量も多くなるので、必然的に排出される二酸化炭素の量も多くなる。そして血中の二酸化炭素の濃度も下がる。血中の二酸化炭素が減ると、窓の開きが小さくなり、体に酸素が行きわたらない状態になる。短い時間であれば、呼吸が多すぎても問題はない。肉体に大きな変化は起きないからだ。

しかし日常的に呼吸過多の状態にあると、肉体の構造が変化し、二酸化炭素に過敏に反応するようになってしまう。二酸化炭素への耐性が下がると、呼吸の量も増える。脳の中にある受容体が「体内の二酸化炭素が多すぎる」と判断し、呼吸を促すからだ。

その結果、慢性的な呼吸過多の状態になり、そのネガティブな影響を受けることになる。つまり、ある種の状況によって間違った呼吸法が身につき、それが体に悪影響を与えているということだ。

この悪いクセを直すには、訓練によって正しい呼吸法を身につけるしかない。

## 疲れやすいのは呼吸の悪い習慣が原因

私はクライアントたちに、「自分は普通より疲れやすいと思いますか」という質問をよくしている。すると、彼らの80パーセントが「はい」と答える。

つまり私の仕事は、疲れやすくなる仕組みを彼らに理解してもらうことでもある。

パルスオキシメーターという道具を使うと、血液の酸素飽和度を測定することができる。

このメーターを使って数千人の血中酸素飽和度を測った結果、大部分の人が95パーセントから99パーセントという正常な数値であることがわかった。

なぜそうなるのだろうか？

血中酸素飽和度は正常なのに、彼らは慢性的な疲労感に悩まされている。ここでの問題は、血中の酸素が足りないことではない。血中の酸素が、きちんと筋肉や組織に放出されないことが問題なのだ。

なぜ放出されないかというと、呼吸によって大量の二酸化炭素を体外に排出してしまうからだ。慢性的に呼吸過多の状態にあると、血中の酸素が体内にうまく放出されず、日々の生活での倦怠感や、運動時の息切れなどにつながることになる。ここで関係してくるのが、前にも登場したボーア効果だ。なお、ボーア効果についてはまた後で詳しく説明する。

人間の呼吸は、必要な量の2倍から3倍になっても、特に気づくことなく見過ごされることが多い。そして呼吸過多の状態が普通になると、定期的に大きく息をしたり、ため息をついたりするようになる。

その呼吸法が体に染みつくと、つねに必要以上の空気を体内に取り込んでいる状態になる。すると体の構造に変化が起こり、活動が大きく妨げられるようになる。さらにそれが起こるのは、起きている時間だけではない。多くの人が、眠るときに口を開けている。本人は気づいていないかもしれないが、睡眠時の口呼吸も、体力や気力の減退につながっているのだ。

そんなに軽い呼吸がいいのなら、なぜその利点があまり知られていないのだろうか？

正確な答えはよくわからないが、考えられる可能性はいくつかある。

第一に、空気には重さがないので、計測が難しいということ。呼吸する量は簡単に変えられるので、普段の呼吸量を知るのも難しい。

第二に考えられるのは、ボーア効果の説明が、医学の教科書の最初のほうに出てくるということ。医学生たちは、卒業するころにはボーア効果のことを忘れてしまうのかもしれない。

他にも、呼吸過多の症状は人によって違うという理由も考えられる。心血管、呼吸器、消化器の問題から一般的な疲労感まで、症状が多岐にわたっているので、根っこの問題は同じだということに気づきにくくなっている。

さらに事態を複雑にしているのは、呼吸過多だからといって、必ずしも目に見える症状があるとは限らないということだ。呼吸過多からどんな影響を受けるかは、遺伝的な傾向によって決まっている。

そして最後に、呼吸の量と健康の関係があまり知られていないのが原因だとも考えられるだろう。たとえ呼吸過多の症状で苦しんでいても、知識がないとそのままにしてしまう。

しかし呼吸に関する無知を改め、呼吸法の改善に積極的に取り組めば、どんなダイエット法よりも大きな効果が期待できる。

それでは、正しい呼吸法を身につけ、最高のフィットネスを手に入れるには、どうしたらいいのだろうか。もうおわかりのように、そこでカギになるのは二酸化炭素だ。

地球の大気に含まれる二酸化炭素の割合はとても低い。それはつまり、息を吸い込んでも二酸化炭素は体内に入ってこないということだ。

体内の二酸化炭素は、食べ物や酸素をエネルギーに変換するときに、組織や細胞の中で生成される。呼吸の量を適正に保っていると、肺、血液、組織、細胞の中に残る二酸化炭素の量も適正になる。

体内の二酸化炭素には、大切な役割がたくさんある。いくつか例をあげよう。

・血中の酸素が体内の細胞に放出されるのを助ける
・気道と血管の壁の平滑筋を拡張する
・血液のｐＨ値を調整する

## 酸素を体中に届けるには二酸化炭素の量がカギ

ヘモグロビンは血液中のタンパク質であり、その役割の1つは、肺の中にある酸素を全身の組織や細胞に届けることだ。先にも触れたように、血中の酸素が筋肉や組織に放出される仕組みをボーア効果と呼び、酸素アドバンテージ・プログラムも、このボーア効果の考え方が基本になっている。

ボーア効果をきちんと理解すれば、血中の酸素を効率的に活用できるため、体調がよくなり、集中力が増す。その結果、最高レベルのフィットネスとパフォーマンスを達成できるようになる。

ボーア効果は、1904年に発見された。発見者は、デンマーク人生理学者のクリスティアン・ボーアだ。クリスティアン・ボーアの言葉を借りると、

「血中の二酸化炭素の圧力は、体内の呼吸代謝において重要な役割を果たしている。適正な量の二酸化炭素を使えば、人間の肉体はより効果的に酸素を活用できるようになる[2]」

ということだ。

ここでいちばん大切なのは、ヘモグロビンが体内に酸素を放出するのは、血中に二酸化炭素があるときだけだということだ。呼吸過多の状態になると、吐く息が多すぎるので、肺、血液、組織、細胞の中の二酸化炭素が適量よりも少なくなる。

この状態は「低炭酸ガス血症」と呼ばれ、ヘモグロビンが酸素を手放さなくなることにつながる。その結果、組織や臓器に送られる酸素も少なくなる。

酸素が足りない状態の筋肉は、こちらが望むほど効率的に動いてはくれない。つまり、運動中に体が動かなくなってきたときに大きく息をしても、筋肉に酸素は供給されないということだ。むしろ、酸素がさらに減ってしまうことになる。

その一方で、呼吸のレベルを適正に保っていると、血中の二酸化炭素の圧力が高くなり、ヘモグロビンが酸素を手放しやすくなる。そして酸素がきちんと筋肉や臓器に放出される。運動時、筋肉に酸素を効果的に送ることができるほど、筋肉はよりハードに、長時間にわたって働いてくれる。

ボーア効果の観点から考えれば、呼吸過多によって体内で血中酸素の放出が制限され、筋肉の働きが低下することが理解できるだろう。

## 口呼吸は疲労感を増し、集中力を下げる

呼吸過多はまた、血流の減少にもつながる。たいていの人は、2分も呼吸過多の状態を続ければ、脳をはじめ体全体の血流が減少する。そして脳の血流が減ると、めまいやふらつきの原因になる。一般に血中の二酸化炭素が減るのに比例して、脳への血流も減ることになる。[3]『アメリカ精神医学ジャーナル』誌に発表された、ダニエル・ギブズ博士の研究[4]によると、呼吸過多によって静脈が収縮すると、人によっては血管の内径が半分にまで小さくなることもあるという。血管の内径が半分になると、血流の量は4分の1になる。

ほとんどの人が、呼吸のしすぎで頭がくらくらした経験があるだろう。

口呼吸で大きく息を吸ったり吐いたりすれば、だいたい2、3回で脳への血流が減ったの

を自覚することができる。

それと同じように、眠るときに口呼吸をしている人は、朝起きたときからすでに疲れているはずだ。どんなに睡眠時間が長くても、起きてから2、3時間は元気が出ない。起きているときも寝ているときも、慢性的に口呼吸をしている人は、疲労感、集中力や生産性の低下、不機嫌などの症状があるといわれている。[5] 口呼吸は、質の高い生活にも、効果的なエクササイズにもつながらないということがよくわかるだろう。

また、教師や販売員など、たくさん話す仕事をしている人にも同じことがいえる。これらの職業に就いている人は、仕事が終わるといつもぐったり疲れていることが多く、本人もそれを自覚している。実は疲れの原因は、体や頭を酷使したからではなく、話す量が多いからだ。話す量が多いとそれだけ呼吸も多くなり、呼吸過多の状態になる。

運動時は体が酸素を要求するので、呼吸が増えるのは普通のことだ。しかしただ話すだけの場合は、体が酸素を要求していないのに、体に入ってくる酸素の量が多くなる。その結果、血中の気体のバランスが崩れて血流が悪くなる。

生まれつき喘息持ちの人は、血中の二酸化炭素が少なくなると、気道の平滑筋が収縮して息がゼーゼーする。逆に血中の二酸化炭素が増えると、気道が広くなって酸素を効果的に取り込めるので、喘息の人でも呼吸が楽になる。[6]

喘息持ちかどうかに関係なく、人は誰でも、正しい呼吸をしている人か、間違った呼吸をしている人か、その中間あたりにいる人のいずれかに分類される。

正しい呼吸法を身につけたほうがいいのは、喘息の人だけではない。トップアスリートで、しかも喘息になったことがなくても、胸が苦しくなる、息が切れる、咳が出る、息がうまくできないといった症状に悩まされている人はたくさんいる。

そういった症状は、すべて正しい呼吸法で改善できるのだ。

## 体内の二酸化炭素が健康状態を決める

二酸化炭素には、血中の酸素が体内に放出されるのを促すことの他にも、血液の酸性度（ｐＨ値）を調整するという役割もある。ｐＨ値とは、アルカリ性か、酸性かを測る値だ。血液の正常なｐＨ値は７・３６５であり、これに近い値を保っていないと、体に何らかの負担がかかることになる。

たとえば血液が正常値よりアルカリ性に傾くと、呼吸が少なくなる。体内に二酸化炭素を増やして酸性の方向に戻すためだ。逆に酸性に傾くと（たとえば、加工食品を食べすぎたときなど）、二酸化炭素を体外に出すために呼吸が多くなる。

血液のｐＨ値を正常に保つのは、人間が生きるうえで欠かせないことだ。[7]

## pH値と二酸化炭素の関係

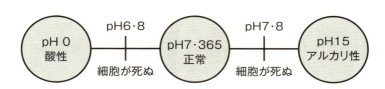

酸性が強くなり、pH値が6・8以下まで下がった場合、またはアルカリ性が強くなって7・8以上になった場合は、命の危険もある。血液のpH値は、臓器や代謝の機能と直接関係があるからだ（上の図参照）。

二酸化炭素は、呼吸、血流、筋肉への酸素の放出だけでなく、正常なpH値を保つうえでも重要な役割を果たしている。簡単にいうと、体内の二酸化炭素が、私たちの健康状態を決めているということだ。

正しく呼吸すれば、体内の二酸化炭素も適正量になり、体の各部位が正しく機能する。そして運動時に、最高の体力、持久力、パフォーマンスを達成できる。

一方、血中の二酸化炭素が少なすぎると、血管が収縮し、ヘモグロビンが酸素を放出しなくなる。その結果、筋肉に十分な酸素が行きわたらず、体がうまく動かなくなる。息が切れ、運動パフォーマンスが向上しなくなる。

こうやって悪循環ができあがるのだ。運動して息が切れ、息が切れるのでハーハーと大きく呼吸し、それによってさらに息が切れる。

正しい呼吸法を身につければ、すでに体内にある二酸化炭素の力を十分に活用できるようになる。そのための第一歩は、人間の呼吸システムを正しく理解することだ。

Chapter 2では、簡単なテストで、自分の二酸化炭素に対する耐性と、呼吸の量を測定してもらう。それを踏まえたうえで、体内の酸素を有効活用するという、いちばん大切なことを学んでいこう。

Chapter 2

# 体内酸素レベルを自分で測定する

トップアスリートであれば、ジョギング程度の速さで走るときに息が切れることはないと思うだろう。リズミカルで楽な呼吸をしているはずであり、蒸気機関車のように荒い息をしているはずがない。実際に、アスリートと一般の人が同じ運動をしたとき、アスリートの息切れは一般人に比べて60パーセントも少ないという研究結果もある[1]。

運動をしていていちばんつらいのは、息が切れることだ。息切れのせいで、「もっと速く、もっと遠くへ」という目標が制限されてしまう。

一方で呼吸を軽くすると、パフォーマンスの大きな向上が期待できる。運動時にも息が切れず、静かで一定した呼吸を保てるのは、体がよく鍛えられていて健康な証拠だ。それだけでなく、静かな呼吸は安全にもつながる。

激しい運動をすると酸素の消費量が増え、血中の酸素濃度がわずかに下がる。それと同時に、筋肉の運動量が増えて代謝率が上がり、より多くの二酸化炭素が生成される。そして、血中の二酸化炭素濃度が上がる。

すでに説明したように、呼吸を促しているのは、動脈を流れる血液の中にある二酸化炭素だ（二酸化炭素よりは少ないが、酸素もある程度は影響を与えている）。血中の二酸化炭素が増えて酸素が減ると、脳から「呼吸しろ」という信号が送られる。

## 呼吸の目的は余分な二酸化炭素の排出

二酸化炭素が呼吸を促すという現象を実際に体験してみたいなら、次の方法を試してみるといい。まず鼻でゆっくり息を吐き出し、吐ききったら鼻をつまんで息を止める。息を止めている間、血中では二酸化炭素がどんどん増えていく。少しすると、脳と首にある受容体が、血中の二酸化炭素濃度を下げるために「呼吸しろ」という命令を出す。命令を受けた体が呼吸を開始しようとすると、首と胃のあたりの筋肉が収縮する。

この収縮と、「呼吸したい」という欲求が、体が「呼吸しろ」という命令を受け取った証拠だ。命令を受け取ったら鼻をつまむのをやめ、鼻で呼吸を再開すればいい。

ここで大切なのは、呼吸の目的は「余分な」二酸化炭素の排出だということだ。だから、たくさん排出すればいいというわけではない。慢性的な呼吸過多の状態だと、必要な二酸化炭素まで排出されてしまい、脳の受容体が二酸化炭素に対して過敏になってしまう。そして脳の受容体が、二酸化炭素と酸素の量にどれくらい敏感になっているかということが、運動時のパフォーマンスに影響を与えるのだ。

呼吸を司る受容体が、二酸化炭素の増加と酸素の減少に対して過敏になっていたら、運動時の呼吸が激しくなる。呼吸の量が増えると血中の二酸化炭素が減り、酸素が筋肉に放出されなくなるので、ますます体が動かなくなる。体が動かないのに無理をすると、思ったようなパフォーマンスができず、ケガのリスクも高くなる。

一方で二酸化炭素への耐性が高ければ、運動時に息切れしなくなるだけでなく、血中の酸素が効率よく筋肉に送られる。呼吸の受容体が二酸化炭素に対して過敏ではなくなると、息切れがなくなり、より強度の高い運動ができるようになるのだ。さらに安静時だけでなく運動時も、荒くならずに楽に呼吸できる。

また効率的に呼吸をすると、フリーラジカルの生成が減り、炎症、組織損傷、ケガのリスクも下がる。フリーラジカル（またはオキシダント）は、体内の酸素がエネルギーに変換されるときに発生するため、運動時は呼吸が大幅に増えるのでたくさん生成される。

フリーラジカルが体内に存在するのは自然なことだが、それが問題になるのは増えすぎて、オキシダントとアンチオキシダント（抗酸化物質）のバランスが崩れた場合だ。

体内のフリーラジカルが増えすぎると、抗酸化物質による中和が追いつかず、体内が酸化する。そうなるとフリーラジカルが他の細胞を攻撃し、炎症、筋肉の疲労などの原因になる。[2]

昔からいわれているように、持久力を必要とする競技アスリートが一般人と大きく違うのは、酸素が少ない状態（低酸素）と、二酸化炭素が多すぎる状態（高炭酸）に対する耐性が高いことだ[3]。言い換えると、マラソンなどの選手は運動時に、血中の二酸化炭素が多すぎる状態にも、血中の酸素が少なすぎる状態にも耐えられるということだ。

強度の高い運動をすると、体が酸素を大量に消費して、二酸化炭素の生成が増加する。だからこうした変化に耐えられるのは、アスリートにとってとても重要なことだ。つまり、スポーツで卓越したパフォーマンスを達成するには、二酸化炭素の増加や、酸素の減少に対して、体が過剰に反応しないことがカギになる。

長い間訓練を続けていれば、体もいずれはこの変化に耐えられるようになるだろうが、もっと効率のいい方法もある。その方法については、これから少しずつ説明しよう。

## 正しい呼吸が二酸化炭素への耐性を高める

呼吸のトレーニングで覚えておきたい用語は、「最大酸素摂取量（ＶＯ２ＭＡＸ）」だ。これは激しい運動時に、1分間に体が活用できる酸素の最大量を指している。

最大酸素摂取量は、アスリートの体力を測る1つの指標になり、持久力を測定するのにもっとも適した数字だ。自転車、ボート、水泳、ランニングなど、特に持久力が必要なスポーツの選手は、一般的に最大酸素摂取量が高くなる。つまり持久力を高めるトレーニングは、究極的に最大酸素摂取量を高めることを目指している。

高炭酸、低酸素の状態でどれくらいのパフォーマンスができるかは、そのアスリートの最大酸素摂取量で決まってくる。[4] 言い換えると、高炭酸への耐性が高いと、最大酸素摂取量も高くなり、筋肉に十分に酸素が行きわたるということだ。

もちろん正しいエクササイズを定期的に行っていれば、二酸化炭素への耐性が高まり、最大酸素摂取量も向上させることができる。運動をすると代謝が活発になり、さらに通常より多く二酸化炭素が生成されるからだ。

その状態を長く続けると、やがて呼吸の受容体が高炭酸の状態に慣れ、運動時に息が切れなくなり、筋肉に酸素が十分に行きわたるようになる。そして、強度の高い運動をしているときに酸素を効率よく使えるようになると、最大酸素摂取量の値も高くなる。

たいていのアスリートは、この状態を目指して日々トレーニングに励んでいる。息を止めると血中酸素飽和度が下がるが、一方で酸素の減少を相殺するために赤血球の数が増える。赤血球は酸素を運搬するので、赤血球の数が増えると最大酸素摂取量も向上するのだ。

# 正しい呼吸の習慣は誰でも身につけられる

最大酸素摂取量の他にも、スポーツの世界では「ランニングエコノミー」という指標が重視されている。[5] ランニングエコノミーは、全速力より遅いペースで走っているときに体が消費するエネルギーや酸素の量によって測定される。

一般に、走るときに使うエネルギーは少ないほどいい。体が酸素を効率的に使えるなら、ランニングエコノミーが高いということになる。

長距離走の世界では、最大酸素摂取量よりもランニングエコノミーが重視されている。後者のほうが長距離ランナーのパフォーマンスを測定するのに適しているからだ。そのため、スポーツ科学者、コーチ、そしてアスリート本人も、ランニングエコノミーを向上させるようなトレーニングを積極的に取り入れてきた。

それはたとえば、筋力トレーニングや高地トレーニングだ。しかしもっと簡単で、同じぐらい効果のある第三の方法も存在する。それはトレーニング時に息を止めるという方法であり、呼吸器の筋肉の強化や、持久力の向上に効果があることが証明されている。

呼吸を減らすことに関する研究によると、息を止めたトレーニングを短期間行うと、ランニングエコノミーが6パーセントも向上することがあるという。[6]

ここまで読んで、あなたはこんなことを考えているかもしれない。

「フィジカルトレーニングによって、高炭酸・低酸素への耐性を高めることができるなら、なぜ酸素アドバンテージ・プログラムを行う必要があるのだろう?」

たしかにもっともな疑問だ。その理由を説明しよう。

現代社会に生きる私たちは、呼吸に悪影響を与える要素を完全に避けて生活することはできない。たとえトレーニングを積んだアスリートであっても、その多くが安静時に呼吸過多の状態になっている。胸の動きで呼吸がわかるほどだ。

だから今の状態でも運動パフォーマンスは優れているかもしれないが、呼吸を正せばさらに上のパフォーマンスを実現することができる。

安静時に正しく呼吸できていないのに、運動時だけ正しい呼吸ができるわけがない。

酸素アドバンテージ・プログラムは、安静時だけでなく、あらゆる強度の運動時にも、正しい呼吸ができるようになることを目指している。

運動不足の人からプロのアスリートまで、誰でも正しい呼吸の習慣を身につけられるだろう。正しい呼吸は一生の財産になる。

## 自分で体内酸素レベルを測定する

次のセクションでは、「体内酸素レベルテスト（ＢＯＬＴ）」という方法を使って、自分の二酸化炭素への耐性を測定してもらう。

ＢＯＬＴの結果で現在のコンディションがわかったら、次に酸素アドバンテージ・プログラムを使って、睡眠、集中力、エネルギーの向上を目指す。そうなると精神が安定し、運動時の息切れが減り、最大酸素摂取量が向上するという効果もある[7]。

ＢＯＬＴは簡単で、安全で、道具もいらない。それにどんな場所でも行うことができる。単純に息を止めていられる時間を計るテストと違い、ＢＯＬＴは「息をしたい」という欲求を最初に感じるまでの時間を計るだけだ。

この方法を使うと、自分の呼吸量をかなり正確に測定することができる。

たいていの呼吸を止めるテストは、止めていられる最大限の時間を計っているが、その方法では意志の力などの要素も関わってくるので、客観的な結果が出せるとはいえない。アスリートの多くは強靭な意志の力を備えているため、彼らが息を止めるテストを受けると、極限までがまんするのは想像に難くないだろう。

しかし、呼吸法を改善し、最大酸素摂取量を強化したいと真剣に思っているなら、最初に息がしたくなった時点の時間を正確に計ってもらいたい。

簡単にいうと、ＢＯＬＴスコアが低いほど、呼吸過多の状態にあるということになる。そして呼吸の量が多いほど、運動時の息切れは激しくなる。

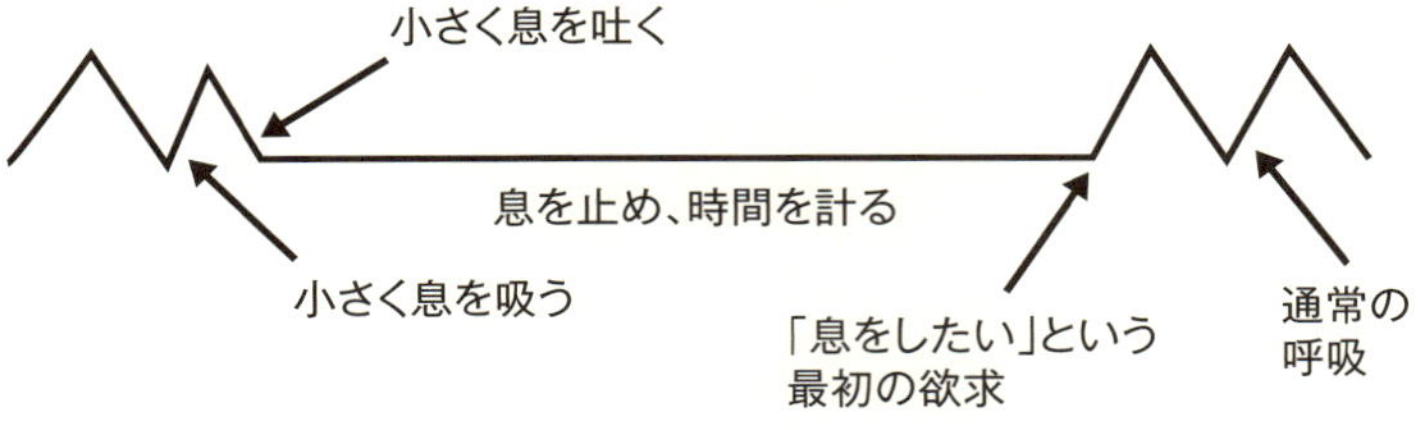


BOLTスコアをできるかぎり正確に計るために、まずテスト前の10分間は安静にする。そして次のテストの方法をきちんと読んで理解し、ストップウォッチを準備して、テスト開始だ（上の図参照）。

1　鼻から普通に息を吸い、また鼻から普通に息を吐く

2　鼻をつまむ（息を完全に止めて肺に空気が入るのを防ぐためだ）

3　そのままの状態で、「息をしたい」という最初の欲求を感じるまでの時間を計る（つばを飲み込みたくなったり、気管が収縮するような感じになったりしたら、欲求が出たサインだ。お腹の呼吸筋やのどが勝手に収縮する場合もある）

4　欲求を感じた時点でストップウォッチを止めて鼻から手を離し、鼻で呼吸を再開する

5　通常の呼吸に戻る

ＢＯＬＴスコアを正確に計るために、以下の項目に注意してほしい。

・静かに息を吐いてから息を止める
・呼吸筋が最初に反応するまでの時間を計る
・呼吸筋の反応がない場合は、「息をしたい」という強い欲求が出た時点までの時間を計る
・ＢＯＬＴはあくまでテストであり、呼吸法を改善するエクササイズではない
・ＢＯＬＴスコアとは、息を止めて最初に呼吸筋が反応するまでの時間であるということ（呼吸を再開したときに大きく息をしなければならないようなら、それは息を止める時間が長すぎたということだ）

## 体内酸素レベルテスト（ＢＯＬＴ）のしくみ

息を止めると、肺に酸素が入ってこなくなり、体内の二酸化炭素も排出されなくなる。そのまま息を止めていると、肺と血液の中で二酸化炭素が増え、酸素はわずかに減る。二酸化炭素が呼吸を誘発するので、息を止めていられる時間は、二酸化炭素への耐性で決まるともいえるだろう。[8]

二酸化炭素に呼吸が促されることを、「換気反応」という。

二酸化炭素への換気反応が強い人は、息をしたくなるまでの時間が短かい。逆に、二酸化炭素への耐性が高い人は、ＢＯＬＴスコアも高くなる。

ＢＯＬＴスコアの低い人は、呼吸の受容体が二酸化炭素に対して過敏になっている。また、より多くの二酸化炭素を体外に排出しようとするために、呼吸の量も多くなる。

一方で、二酸化炭素への耐性が正常レベルで、ＢＯＬＴスコアも高いなら、安静時の呼吸は軽く、運動時も息が切れにくい。

初めてＢＯＬＴスコアを計るときは、思ったより低くて驚くかもしれない。たとえトップアスリートでも、ＢＯＬＴスコアが低くなることもある。だがここでのいいニュースは、ＢＯＬＴスコアは簡単な呼吸エクササイズだけで向上するということだ。

中度の運動を定期的に行っている人であれば、最初のＢＯＬＴスコアはだいたい20秒前後になるだろう。20秒より短いなら、おそらく鼻づまり、咳、息がゼーゼーいう、睡眠障害、いびき、倦怠感、運動時の激しい息切れなどの症状があるはずだ。

どんな症状が出るかは、元々の体質によって決まってくるが、ＢＯＬＴスコアが5秒伸びるごとに、体調がよくなるのが実感できるだろう。運動時の疲労感や、息切れも減る。

酸素アドバンテージ・プログラムの基本目標は、ＢＯＬＴスコアを40秒まで伸ばすことだ。そしてＢＯＬＴスコアを伸ばすことは、持久力を高めるうえで大切なカギになる。

すでに見たように、二酸化炭素への耐性を高めると、最大酸素摂取量も向上して、パフォーマンスのレベルを上げることができる。

あえていうなら、酸素アドバンテージ・プログラムの究極の目標は、BOLTスコアを伸ばして、自分の能力を最大限に発揮することだ。

## BOLTスコアが低いと息切れしやすい

健康な大人の理想的なBOLTスコアは40秒だ。

ウィリアム・マカードルらは、『運動生理学　エネルギー・栄養・ヒューマンパフォーマンス』（杏林書院）という著書のなかで、「普通に息を吐いた後で息を止めた場合、健康な人であれば、息をしたいという欲求が現れるまでの時間はだいたい40秒だ[9]」と書いている。

しかし理屈はそうであっても、現実が必ずしも理屈どおりになるとはかぎらない。実際のところアスリートも含めて大半の人たちは、BOLTスコアがだいたい20秒前後であり、20秒に満たない人もかなりいる。それでも自分の運動能力を最大限に発揮したいなら、BOLTスコア40秒を目指す必要があるだろう。

息を止める時間を計るテストは、息切れ、呼吸困難、喘息といった症状を研究するときにも用いられる。[10] このテストでわかるのは、息を止めていられる時間が短いほど、安静時も運動時も、息切れ、咳、息がゼーゼーいうなどの症状が出やすいということだ。運動時に息が切れたり、喘息のような状態になったりするなら、本来の運動能力を最大限に発揮することはできないだろう。

酸素アドバンテージ・プログラムを実行し、ＢＯＬＴスコアを40秒まで上げていけば、運動パフォーマンスは簡単に向上し、運動時の喘息のような症状もなくなる。

それだけでなく、ＢＯＬＴスコアを５秒伸ばすだけでも、咳、ゼーゼー、胸が苦しい、息切れなどの症状が劇的に改善するのが実感できるだろう。

## BOLTスコアが上がれば呼吸量が減る

ここで次の実験をしてみよう。

・ペンと紙を用意して机に向かう
・自分の呼吸に集中し、呼吸の量とペースを観察する
・呼吸の量とペースを、次ページの図のように紙に書く
・これをおよそ30秒続ける

**BOLTスコア10秒**

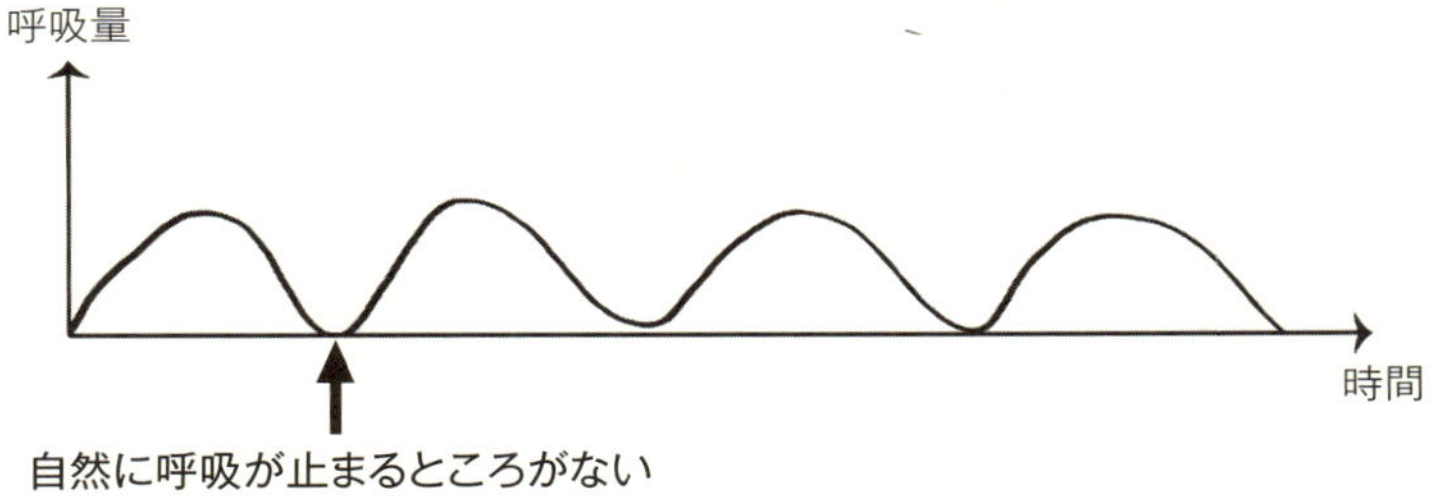


呼吸の図とＢＯＬＴスコアは、どういう関係にあるだろうか？

次に呼吸の図を見ながら、ＢＯＬＴスコアとの関係を考えていこう。

まずはＢＯＬＴスコアが10秒の人の呼吸だ（上の図参照）。

ＢＯＬＴスコアが10秒なら、おそらく呼吸の音が聞こえるだろう。

音は大きく、不規則で、息は荒く、苦しそうだ。呼吸が自然に止まることもなく、絶え間なく息をしている。

ＢＯＬＴスコアが10秒かそれ未満の人は、つねに息苦しさを感じている。ただ座っているときでもそうだ。呼吸に合わせて胸が大きく動き、口呼吸という特徴もある。

安静時における1分間の呼吸回数は15回から30回だ。

ＢＯＬＴスコアが20秒になると、まだ呼吸過多の傾向ではあるが、規則正しい呼吸に近づく。呼吸の回数も、呼吸の量も、BOLTスコア10秒よりは少なくなる（次ページの上の図参照）。

息を吐き終わると、呼吸が自然に止まる時間が1秒から2秒ある。

安静時における1分あたりの呼吸回数は15回から20回で、呼吸の量は中度となる。


BOLTスコアが30秒になると、呼吸は静かでゆっくりしている。

無理のない自然な呼吸だ。呼吸の数と量は、BOLTスコアが上がるごとに少なくなっていく。息を吐いた後に呼吸が自然に止まる時間も長くなる（次ページの真ん中の図参照）。

安静時における1分あたりの呼吸回数は10回から15回で、呼吸量は最小限になる。


BOLTスコアが40秒になると、最小限の呼吸ですむようになる。

静かで、自然で、無理のない呼吸だ。このスコアになると、呼吸の動きは目に見えなくなる。息を吐いた後に呼吸が自然に止まる時間は、4秒から5秒だ（次ページの下の図参照）。

安静時における1分あたりの呼吸回数は6回から10回で、呼吸量は最小限になる。

BOLTスコア20秒

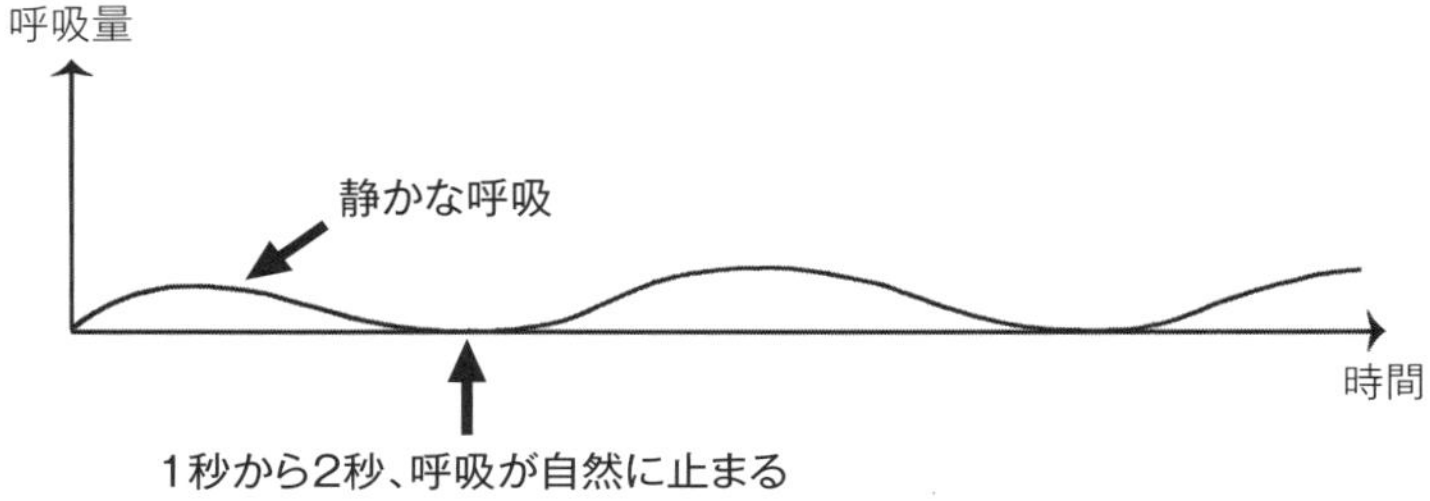


BOLTスコア30秒

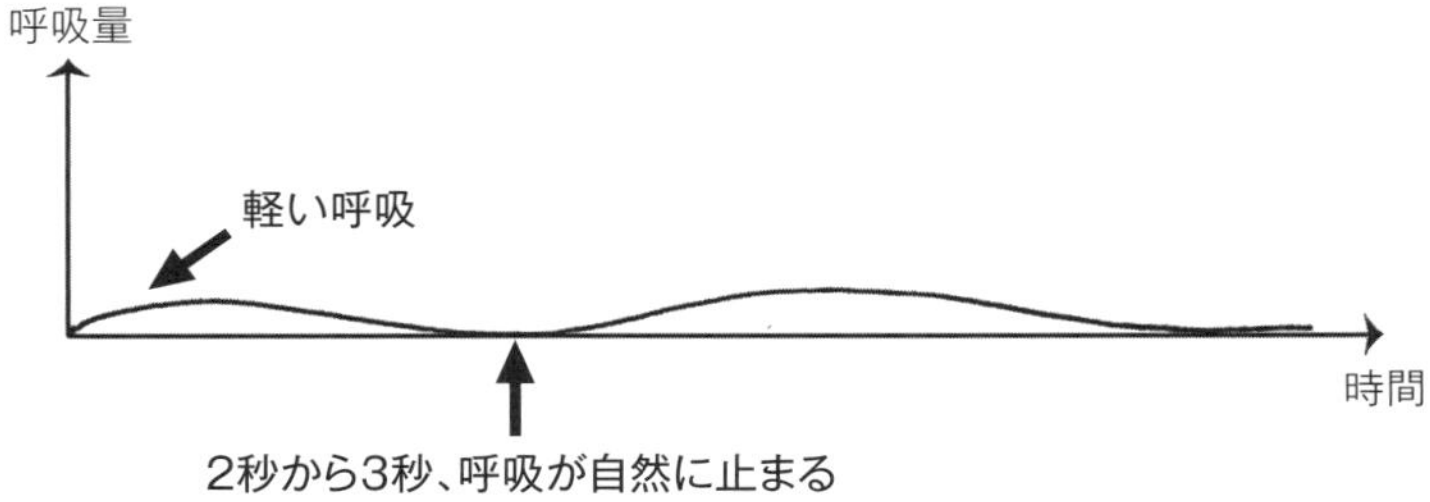


BOLTスコア40秒

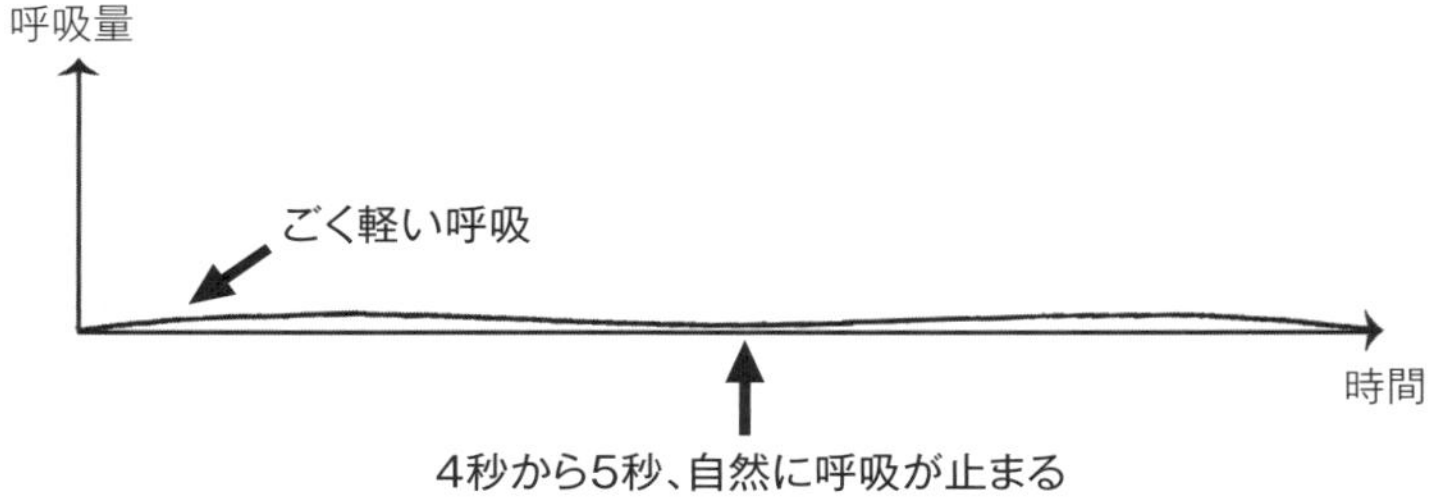

## 呼吸量と代謝のバランスはBOLTスコアが低いと崩れる

運動時は呼吸の量が増える。そして筋肉を動かすことで、体内の二酸化炭素も増える。

ＢＯＬＴスコアが30秒以上の人は、筋肉の運動量が増えたことによる二酸化炭素量の増加と、呼吸による二酸化炭素の排出の間でちょうどバランスが取れる。

ＢＯＬＴスコアが20秒から30秒なら、改善の余地は十分にある。

問題があるのは、ＢＯＬＴスコアが20秒未満の場合だ。呼吸過多によって、体内で生成した量よりもたくさんの二酸化炭素を排出してしまうので、二酸化炭素の総量が減る。二酸化炭素が減ると、血液の酸素運搬能力も下がり、血管と気道が収縮する。

その結果、運動パフォーマンスが下がり、健康状態全般にも悪い影響が出る。

一般的にいえるのはＢＯＬＴスコアが下がるほど、呼吸量と代謝のバランスが悪くなるということだ。そのため、安静時も運動時も正しい呼吸を身につける必要がある。

ＢＯＬＴスコアが40秒に近づくほど、呼吸量と代謝のバランスがよくなる。そして体内でつくられる二酸化炭素の量と呼吸量がちょうどいいバランスになると、強度の高い運動も楽に行えるようになる。呼吸が大きく乱れることもない。

本書で紹介する呼吸エクササイズを行えば、ＢＯＬＴスコアは必ず向上する。

BOLTスコアが15秒未満の人は、息が切れやすいことから運動嫌いの人が多いが、このエクササイズは座ったままできるので、BOLTスコアの低い人でも簡単にできる。数週間続けるだけで、より正しい呼吸法が身につき、持久力が大幅に向上するだろう。

BOLTスコアが20秒以上になったら、体を動かすエクササイズを開始できる。そうなるとより高度なエクササイズを取り入れて、BOLTスコアをさらに上げることができるだろう。

アスリートであれば、自分の肉体に元から備わっているリソースを使って、トレーニングの効果を最大化できる。コーチであれば、選手のBOLTスコアを知ることによって、それぞれの能力に合った指導ができる。それに全般的な健康状態も大きく改善する。

昔からいわれているように、知識は力だ。自分の運動能力を正確に知れば、正しい訓練を積んで、能力を最大限に発揮することができる。

## BOLTスコアを上げる3つのステップ

ここで簡単に、呼吸を改善してフィットネスを向上させ、持久力を高めるエクササイズの3つのステップを紹介しておこう。

**ステップ1　二酸化炭素のロスをなくす**

・起きているときも寝ているときも、つねに鼻呼吸をする

・ため息をつかない（ため息をつきそうになったら、飲み込むか、息を止める）

・あくびをするときや話すときに大きく呼吸をしない

・1日の自分の呼吸を観察する

**ステップ2　二酸化炭素への耐性を高める**

この段階で、呼吸量を正常になるまで減らすエクササイズを実行する。このエクササイズを行うと、体がリラックスして、静かでゆっくりした呼吸ができるようになる。

ここでの目標は、酸素がほしいという欲求を、正常のレベルに戻すことだ。呼吸への欲求がある状態を10分から12分続ければ、脳内の受容体がリセットされ、より高い二酸化炭素濃度にも耐えられるようになる。

ステップ1と2は、10秒のBOLTスコアを20秒まで伸ばすときに必要になる。

**ステップ3　疑似高地トレーニングを行う**

前にも述べたように、運動時は呼吸の量が増えるとともに、代謝が活発になって体内でよりたくさんの二酸化炭素が発生する。運動時の呼吸を減らすと、二酸化炭素への耐性を高め

るとともに、酸素が少ない状況への耐性も高めることにもなる。

酸素アドバンテージ・プログラムの呼吸エクササイズを運動時に取り入れると、安静時に比べて、より空気の少ない状況をつくり出せるという利点がある。

これは、BOLTスコアを20秒から40秒に上げるためにも必要なプロセスだ。


BOLTスコアについて知っておきたいことは以下のとおりだ。

### ・体調がよくなる

BOLTスコアが5秒伸びるごとに体調がよくなることを実感できる。

### ・スコアが伸びるスピードに注意する

酸素アドバンテージ・プログラムのエクササイズを始めると、一般的に、最初の2週間から3週間で、BOLTスコアが3秒から4秒ほど向上する。

BOLTスコアが20秒に達したら、そこから先はスコアの伸びが鈍化するのが普通だ。8週間から10週間、20秒のままで停滞することもよくある。BOLTスコアを20秒から40秒に伸ばすには、定期的に運動を行い、呼吸エクササイズを組み込む必要がある。

スコアが伸びなくてもあきらめてはいけない。伸びないどころか、むしろスコアが下がることもあるかもしれないが、それでもあきらめない。

たとえ停滞期が続いても、その間は20秒まで伸びたことの利点を享受していればいい。

### ・自分に合うエクササイズを続ける

ＢＯＬＴスコアの伸びが鈍化する理由の1つに、ライフスタイルの要素がある。ストレスやしゃべりすぎること、または持病などだ。健康状態によってはスコアが伸びるまでに時間がかかることもあるが、自分の状態に合ったエクササイズを続けていればスコアは必ず伸びる。あきらめずに続けることが大切だ。

ＢＯＬＴスコアがたとえわずかでも向上すると、健康面での利点はたくさんある。

### ・ＢＯＬＴスコアの計り方

もっとも正確なＢＯＬＴスコアを知る方法は、朝起きてすぐに計ることだ。睡眠中の呼吸は無意識に行っているので、起きたばかりの呼吸は、その人にとって自然な状態にいちばん近いと考えられるからだ。

### ・自分の呼吸に気をつける

現代生活には、呼吸に悪影響を与える要素がたくさんあるので、つねに自分の呼吸に気をつけている必要がある。鼻呼吸で、軽い呼吸を心がけること。そして、運動時だけでなく、安静時も、酸素アドバンテージ・プログラムのエクササイズを取り入れる。

## BOLTスコアごとのエクササイズ

次に、BOLTスコアごとに推奨するエクササイズを紹介しよう。実践編の310ページ以降でもさらに詳しく説明している。

**BOLTスコア10秒以下**

・鼻づまりを治すために「呼吸回復エクササイズ」を行う
・つねに鼻で呼吸する
・ため息や大きな呼吸を避ける
・安静時に「軽い呼吸は正しい呼吸エクササイズ」を行う
・「呼吸回復エクササイズ」を行う

**BOLTスコア10秒から20秒**

・「鼻づまりを治すエクササイズ」を行う

・つねに鼻で呼吸する
・ため息、大きな呼吸を避ける
・安静時と運動時に「軽い呼吸は正しい呼吸エクササイズ」を行う

**BOLTスコア20秒から30秒**

・「鼻づまりを治すエクササイズ」を行う
・つねに鼻で呼吸する
・安静時と運動時に「軽い呼吸は正しい呼吸エクササイズ」を行う
・早歩きやジョギングのときに「疑似高地トレーニング」を行う

**BOLTスコア30秒以上**

・つねに鼻で呼吸する
・安静時と運動時に「軽い呼吸は正しい呼吸エクササイズ」を行う
・ジョギングやランニングのときに「疑似高地トレーニング」を行う
・「疑似高地トレーニング」の上級編を行う

**注意！**


健康に何らかの問題がある人、ＢＯＬＴスコアが10秒以下の人は、強い息苦しさを感じるような息を止めるエクササイズはしないこと。呼吸のコントロールができなくなったら、症状が悪化する恐れがあるからだ。「鼻づまりを治すエクササイズ」をはじめ、「疑似高地トレーニング」はすべて避けたほうがいい。

また、ジョギングやランニングのときに息を止めるエクササイズは、ＢＯＬＴスコアが20秒以上になってから始めるのが望ましい。

## 呼吸を変えて肉体のデトックスをする

酸素アドバンテージ・プログラムを実施すると、肉体のデトックスも体験できる可能性がある。どの程度までデトックスできるかは、ＢＯＬＴスコアと、そのときの健康状態によって決まる。

一般にＢＯＬＴスコアが高く健康状態が良好であるほど、デトックスの度合いは低くなる。逆にＢＯＬＴスコアが低く、体調が優れない状態が何年も続いているなら、大きなデトックス効果が期待できる。

呼吸を正常な状態に改善すると、血流がよくなり、すべての組織と臓器に十分な酸素が行きわたるようになる。その結果、臓器など体の機能が向上し、老廃物の排出が促進される。デトックス効果が出るのは、健康状態が改善しているサインであり、実際に体調もよくなる。通常、浄化の反応は中度であり、数時間から1日か2日続く。

主なデトックスのサインは次のとおりだ。

・飲む水の量が増える
・食欲が減る
・口の中でイヤな味がする
・気分の変化が大きくなる
・短時間の頭痛がする
・喘息持ちの人は痰が出る
・鼻風邪を引く（特に運動時に鼻水が出る）
・下痢をする

デトックス反応でいちばん重要なのは食欲の減退だ。したがって、この時期は空腹を感じたときだけ食べるようにする。デトックス反応を軽減し、期間を短くするには、1日の間に白湯を定期的に飲み、呼吸を軽くするエクササイズを続けるといい。

Chapter 3では、BOLTスコアを伸ばす最初のステップを実行する。

それは、鼻呼吸だ。まず鼻の構造と機能を理解し、それから鼻づまりを治す方法や、鼻呼吸が健康やスポーツに与える影響について見ていく。

# Chapter 3

# 鼻は呼吸のためにあり、口は食事のためにある

呼吸量を正常にし、ＢＯＬＴスコアを伸ばす最初のステップは、日中も睡眠中も鼻で呼吸できるようになることだ。子供なら誰でも知っていることだが、人間の鼻は呼吸のためにあり、口は食事のためにある。生まれたばかりの赤ちゃんは、みんな鼻呼吸だ。

人類は太古の昔から、ずっと鼻呼吸をしてきた。私たちの祖先が口呼吸になるのは、命の危険が迫ったときだけだ。体を激しく動かす事態に備えて、口呼吸で息を大量に吸い込む。そのため、口呼吸は緊急事態のサインになり、脳がストレスを感じて「戦うか、それとも逃げるか」のモードに入る。

しかし現代人の場合、ストレスを感じても、戦ったり逃げたりして体を激しく動かすこと

がない。そのため、呼吸を正常に戻す機会を逸しているのだ。

呼吸を生理学の観点から考えると、口呼吸をすると胸が動く胸式呼吸になるが、鼻呼吸の場合はお腹が動く腹式呼吸になる。[1] 自分がどちらの呼吸か知りたかったら、鏡の前に座り、片方の手を胸に当て、もう片方の手をお腹に当てる。そして口で普通に呼吸し、胸が動くのを確認して、次に鼻で同じ程度に呼吸してお腹の動きを確認するといい。

胸式呼吸は一般的に、ストレス反応だと考えられる。一方で鼻呼吸は一定のリズムの静かな腹式呼吸で、横隔膜《おうかくまく》をきちんと使った正常な呼吸だ。

深呼吸というと、胸をふくらませて肩を上げるような呼吸を思い浮かべる人が多いだろうが、まったくの誤解だ。これは深い呼吸ではなく、体内に酸素を取り込むという点でも効率的ではない。ストレス対策として深呼吸をするのは正しいが、本当の深い呼吸は腹式呼吸であり、静かでゆったりした呼吸だ。息を大量に吸い込む大きな呼吸の正反対だ。

口呼吸は胸式呼吸になり、呼吸量が多くなる。それに、動脈に取り込まれる酸素が減る可能性もある。そう考えると、慢性的に口呼吸の人は体力と集中力に問題があり、気分が変わりやすいのも当然だろう。

私自身も、かつてはキャリア20年を誇る口呼吸だった。だから口呼吸の問題は身をもって体験している。それに今でも鏡を見るたびに、長年にわたる口呼吸の影響がイヤでも目に飛び込んでくる。

## 食生活の変化が呼吸過多を生みだす

歯科医や矯正歯科医によると、慢性的に口呼吸をしていると実際に顔の形が変わるという。[2] 口呼吸の人は、あごが細い、歯並びが悪い、ほお骨が沈んでいる、鼻腔《びこう》が小さいなどの特徴があるのだ。現代の子供の多くが歯並びを矯正しているが、私たちの祖先は、矯正などしなくても、みなしっかりしたあごで、完璧な歯並びだった。

1930年代、ウェストン・プライスという名前の歯科医が、さまざまな国や文化を対象に、顔つきの変化や歯並びの悪さに関する研究を行った。

スコットランド沖のヘブリディーズ諸島に暮らすゲール人を訪ねたとき、プライスはあることに気がついた。両親が昔ながらの魚介類を中心にした食事をやめて、現代的な食生活に変えた家庭の子供は、たいてい慢性的な口呼吸なのだ。[3] 現代的な食生活には、精製した小麦粉でつくったケーキや料理、マーマレード、缶詰の野菜、砂糖を加えたフルーツジュース、ジャム、お菓子などが含まれる。

プライス医師の発見は、現代的な食生活と呼吸過多のつながりを証明しているといえるだろう。加工食品は体内で酸を形成する。

私たち人類は太古の昔から、95パーセントがアルカリ形成食品、5パーセントが酸形成食品という食生活を送ってきた。しかし近ごろでは、割合が逆になったようだ。95パーセントが酸形成食品で、5パーセントがアルカリ形成食品になっている。

酸形成食品に含まれるのは、加工食品、乳製品、肉類、パン、砂糖、コーヒー、お茶などで、どれも呼吸を促す。呼吸したいという欲求が高まったときの自然な反応は、口を開けて空気を大量に取り込むことだ。その状態が長く続くと、空気を大量に取り込む呼吸に脳が慣れるので、慢性的な呼吸過多になる。

一方、アルカリ形成食品に含まれるのは、果物、野菜、水だ。これらは消化吸収が簡単で、体に負担がかからないので、呼吸も荒くならない。アルカリ形成食品は体にいいが、だからといってベジタリアンになる必要はない。タンパク質は健康的な食事に欠かせない栄養素であり、肉には良質のタンパク質がたくさん含まれているからだ。

食生活の改善でいちばん大切なのは、加工食品を食べないようにすることだ。スーパーに行けば、加工食品の棚がいちばん場所を取っているかもしれないが、実際のところ加工食品を食べて得をする人は誰もいない。

## 鼻は人間の体でいちばん大切な器官

鼻は人体でもっとも重要な器官の1つだ。

19世紀アメリカの画家のジョージ・カトリンは、全米を回って先住民の絵を描きながらあることに気がついた。先住民の母親は、赤ちゃんの呼吸にとても気を配っている。赤ちゃんが口を開けて呼吸しようとするたびに、母親はやさしく赤ちゃんの唇をつまんで口を閉じ、鼻呼吸をさせるようにしたのだ。

またカトリンは、先住民の子供は入植した白人の子供よりも、かなり病気が少ないということにも気がついた。彼は1882年に『口を閉じて長生きする（Shut Your Mouth and Save Your Life）』というそのものズバリのタイトルの本を出し、そのなかで次のように言っている。

「荒野に暮らす貧しい先住民の女性は、授乳が終わると、眠りに就こうとする赤ん坊の唇をつまんで口を閉じる。そのようすを見た私は思った。『これはすばらしい育児だ！　このような母親は、皇帝の乳母に雇うべきである』」

一方でカトリンは、ヨーロッパからの入植者の赤ちゃんがみな口を開けて寝ていることも指摘した。[4] 換気が悪く暑い部屋で寝ているので、息苦しいのだ。

たいていの陸上動物は、体の構造上、鼻呼吸をするようにできている。鼻と、気管と、肺が、一直線でつながっているからだ。これは逆にいえば、たいていの動物にとっては、口呼吸のほうがむしろ難しいということになる。

鼻から入った空気は、まず鼻甲介《びこうかい》と呼ばれる紙を巻いたような形をした海綿状の骨を通過する。この骨の役割は、入ってきた空気を規則正しい一定のパターンに整えることだ。

鼻の内部は袋小路のようになっていて、弁と鼻甲介が空気の向きと速さを調整し、細い動脈と静脈が張りめぐらされたネットワークに、最大限の空気が触れるようにする。それと同時に、鼻の粘膜にも最大限の空気が触れて、肺に送られる前に空気を温め、加湿と殺菌が行われるようにもなっている。

高いBOLTスコアを達成し、運動パフォーマンスを向上させるには、安静時につねに鼻呼吸でいることがカギになる。BOLTスコアが20秒に満たないのなら、運動時に呼吸過多にならないようにするには、いつでも鼻呼吸を心がけることが唯一の方法だ。

安静時だけでなく、運動時もつねに鼻で呼吸すること。

強度の高い運動をしているときは、短時間なら例外的に口呼吸も認められるが、この種のトレーニングはBOLTスコアが20秒を超えてから始めるべきだ。

## 呼吸における鼻の大切な役割

1世紀以上も前に書かれたヨガの本、『呼吸の科学（The Science of Breath）』のなかで、著者ヨギ・ラマチャラカは、鼻呼吸と口呼吸について次のように書いている。

「ヨガの呼吸法で最初に学ぶことの1つは、広く行われている口呼吸をやめて、鼻呼吸の方法を学ぶことだ」[5]

どうやら100年たっても、事情はそれほど変わっていないようだ。むしろ、口呼吸がさらに広まったほどだ。ヨギ・ラマチャラカは同書の最後に、「文明人がよくかかる病気の多くは、間違いなくこの口呼吸の習慣が原因になっている」とまとめている。

次に、鼻呼吸の役割の一部を紹介しよう。

・鼻呼吸は口呼吸に比べ、呼吸への抵抗が50パーセント大きくなる。そのため呼吸量が減るので、体内に取り込める酸素の量が20パーセント増える[6]
・鼻呼吸をすると、吸い込む空気が温まり、湿度が上がる(外で摂氏6度だった空気は、鼻孔を通過すると、のどの奥に達するまでに30度に上昇する。そして最終目的地である肺に達するころには、体温と同じ37度になっている)[7]
・鼻呼吸をすると、吸い込んだ空気から大量の細菌やバクテリアが除去される[8]
・運動時に鼻呼吸をすると、有酸素運動と同じ効果が得られる[9]
・鼻は一酸化窒素の貯蔵庫でもあり、一酸化窒素は健康維持に欠かせない気体だ[10]

以上の利点を、次に紹介する口呼吸の影響と比べてみよう。

・口呼吸の子供は猫背になりやすく、気管が弱くなる[11]
・脱水症状になりやすい（睡眠時に口呼吸をしていると、起床時に口の中が乾いている）
・口の中が乾いていると、口の中が酸性になりやすくなり、そのため歯や歯茎の病気になりやすくなる[12]
・口呼吸をすると口内のバクテリアの種類が変わるので、口臭の原因になる[13]
・口呼吸はいびきや睡眠障害の原因になる[14]

## 鼻呼吸が脳卒中を防ぐ一酸化窒素を増やす

1980年代までは、一酸化窒素は毒ガスであり、光化学スモッグなどの公害の原因になると考えられていた。一酸化窒素の重要性が最初に指摘されたとき、科学者たちはにわかには信じられなかった。体外にあると著しく害になるガスが、体内では重要な役割を果たす[15]なんて、本当にあり得るのだろうか？

医学界が一酸化窒素に注目するようになったのは最近のことだが、すでに10万以上の研究[16]が行われていて、医師や科学者の関心を集めている。

1992年、一酸化窒素は科学誌『サイエンス』で、その年の「分子オブ・ザ・イヤー」に選ばれた[17]。この奇妙に単純な構造の分子は、神経科学、生理学、免疫学を統合する働きがあり、細胞同士のコミュニケーションや、細胞の防御能力に関する科学界の常識を覆すことになった。

1998年、ロバート・F・ファーチゴット、ルイス・J・イグナロ、フェリド・ムラドは、一酸化窒素が心血管システムで重要な情報伝達の機能を担っていることを発見し、ノーベル賞を受賞した[18]。

私自身、一酸化窒素について勉強を始めたころ、その利点の大きさに驚いたのを覚えている。主な器官や臓器のすべてに影響を与えるだけでなく、がんなどの病気を予防する働きがあり、長寿を促進し、さらには寝室でのパフォーマンスも向上させてくれるのだ[19]。

奇妙なことに、一酸化窒素には人生を変えるほどの力があるというのに、医学界の外ではほとんどその存在が知られていない。私は今までに、数百人の高血圧、心臓病、喘息などの症状を持つ人たちと会っているが、一酸化窒素の働きを知っている人は1人もいなかった。

一酸化窒素がつくられる場所は、鼻腔と、全身に張りめぐらされた全長10万キロにもなる血管の内壁だ[20]。科学的な研究によると、一酸化窒素は、鼻呼吸によって鼻から気管、肺へと送られていく。

世界的に有名なスウェーデンのカロリンスカ研究所で働く2人の研究者、ジョン・ランドバーグとエディ・ウェイツバーグは、権威ある医学雑誌『ソラックス』に発表した論文[21]のなかで、「一酸化窒素は人間の鼻の中で放出され、鼻呼吸によって気道から肺に送られる」と書いている。[22]

体が酸素を取り込むうえで、一酸化窒素はとても大切な役割を果たしている。

自身のテレビ番組を持っている人気アメリカ人医師のメフメット・オズも、「一酸化窒素を鼻の奥から肺に送り込むから」という理由で、腹式呼吸をすすめている。

一酸化窒素には、肺の中の気道や血管を拡張する働きがある。[23] 一酸化窒素の利点を生かすには、鼻呼吸することが不可欠だ。そして鼻呼吸をするには、腹式呼吸にする必要がある。

ここで、鼻は一酸化窒素の貯蔵庫だと考えてみよう。

鼻から息をゆっくり吸うと、一酸化窒素という有能な分子が肺と血液に送り込まれ、そこから全身に行きわたる。しかし口呼吸だと、鼻の奥にある一酸化窒素を素通りしてしまうために、一酸化窒素が健康に与える利点をまったく生かすことができない。

一酸化窒素はまた、「血圧の調節」「恒常性の維持」「神経伝達」「免疫機能」「呼吸機能」でも重要な役割を果たしている。

「高血圧を予防する」「コレステロール値を下げる」「動脈の老化を防いで柔軟性を保つ」「動脈瘤を予防する」などの働きもある。[24]

これらの利点はすべて、「心臓発作」と「脳卒中」の予防につながる。

また、一酸化窒素には抗ウィルスや抗菌の働きもあり、あなたの体を微生物から守ってくれる。そのため、病気のリスクが減り、全体的な健康状態が向上すると考えられる。

一酸化窒素の利点のなかで、自分のパフォーマンスを最大化したいと思っているアスリートにとっていちばん重要なのは、気管の平滑筋を拡張するという働きだろう。[25] 気管が広くなると運動時の酸素の運搬能力が上がり、逆に気管が狭いとさまざまな不快な症状が出て運動パフォーマンスに悪影響を与える。

鼻腔で生成される一酸化窒素を増やすのは簡単だ。ただハミングをするだけでいい。

医師のウェイツバーグとランドバーグが『全米呼吸器と救急救命ジャーナル』に発表した記事によると、ハミングをすると、ただ静かに息を吐くのに比べ、生成される一酸化窒素の量が15倍も増えるという。ハミングをすると、鼻腔の通気量と一酸化窒素の生成量が劇的に増えるということだ。[26]

## 呼吸法を変えて鼻づまりを治す

口で呼吸すると、鼻の血管が炎症を起こして腫れあがる。さらに粘液の分泌も増えるために、鼻がつまったような不快な症状が出る。鼻がつまると鼻呼吸が難しくなり、その結果として口呼吸がますます習慣化する。そして口呼吸が続くと、鼻づまりも慢性化する。こうやって悪循環ができあがるのだ。

鼻づまりは鼻炎の主な症状の1つであり、多くの人がこの症状に悩まされている。

一般的な治療法は、花粉などの鼻炎の原因を避けること、抗炎症剤、ステロイド点鼻薬、抗ヒスタミン剤、注射などがあり、これらはたしかに対症療法にはなるが、症状がおさまるのは薬が効いている間だけだ。

もう何年も前になるが、リムリック大学教授で、耳鼻咽喉科専門医のジョン・フェントンが私の仕事に興味を持ったことがある。彼の患者が私のプログラムを実践し、鼻の症状が劇的に改善したからだ。

そこでフェントンが主導して、呼吸量を減らすことの効果をさらに詳しく調べることになった。その結果、鼻づまり、匂いがわからない、いびき、鼻呼吸ができない、睡眠障害、口呼吸などの症状が、実に70パーセントも改善されることがわかったのだ[27]。

次に説明するのが、私がその実験で実際に被験者に指導した呼吸法だ（ただし、ＢＯＬＴスコアが10秒未満の人、高血圧の人、その他何らかの循環器の問題がある人、糖尿病の人、妊娠中の人、その他の重い健康問題がある人は、このエクササイズを行わないように）。

また、すべての呼吸エクササイズに共通しているが、この「鼻づまりを治すエクササイズ」も、食事の直後に行ってはいけない。

## 鼻づまりを治すエクササイズ

・鼻から静かに小さく息を吸い、鼻から静かに小さく息を吐く
・指で鼻をつまみ、息を止める
・息を止めたまま歩けるところまで歩く（中度から強度の息苦しさを感じるまでだが、やりすぎないこと）
・呼吸を再開するときも、必ず鼻で呼吸してすぐに静かな呼吸に戻す
・呼吸を再開すると最初の呼吸は通常よりも大きくなるだろうが、そのまま大きい呼吸を続けるのではなく、2回目、3回目の呼吸を抑え、できるだけ早く通常の呼吸に戻すこと
・1分から2分待ち、また先ほどのように息を止める
・長く息を止めていられるようになるには、最初からがんばりすぎないこと（息を止めている間の歩数は少しずつ増やしていく）
・このエクササイズを6回くり返し、かなり強く息苦しさを感じる状況をつくる

このエクササイズを行えば、鼻づまりは解消する。鼻風邪を引いていても効果はある。息を止めるエクササイズの効果が薄れるとまた鼻がつまってくるだろうが、エクササイズをく

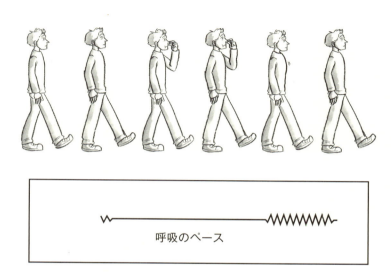

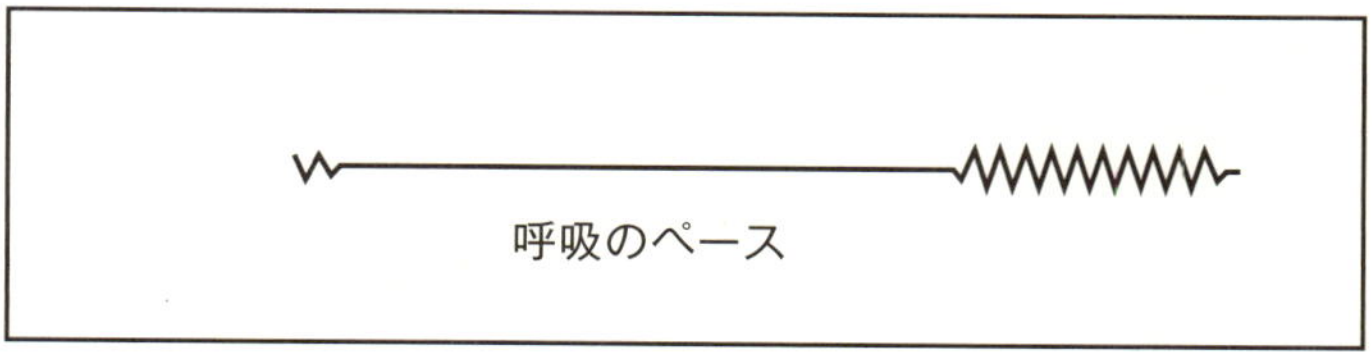


り返し、息を止めているときの歩数を徐々に増やしていけば、症状も改善していく。

息を止めたまま80歩まで歩けるようになれば、鼻づまりの症状は完全になくなるはずだ。

80歩は十分に達成可能な目標であり、1週間に10歩ずつ増やしていくのが理想的なペースといえる。

私は毎週、5歳から10歳の子供たちにこのエクササイズを教えている。彼らの多くが深刻な呼吸の問題を抱えているが、このエクササイズを始めてから2、3週間のうちに、ほとんどの子が息を止めたまま60歩まで歩けるようになる。なかにはすぐに80歩の目標を達成できる子もいる。

あなたも自分でやってみて、どれくらい歩けるか見てみよう。よく鼻づまりのようになるという人は、このエクササイズを実施すれば、鼻呼吸のほうがずっと楽だということに気づくだろう。もう鼻炎の薬とはおさらばだ。

息を止めると、鼻腔があっという間に一酸化窒素でいっぱいになる。その結果、鼻の気道が拡張し、楽に鼻呼吸ができるようになる。

## 口にテープを貼って質の高い睡眠を確保する

理想的な睡眠時間は人によってさまざまだ。

イギリス元首相の故マーガレット・サッチャーは、4時間睡眠で十分だったといわれているが、たいていの人は7時間から8時間は寝たほうがいい。寝つきが悪い、またはいびきや睡眠時無呼吸症候群によって睡眠が妨げられるという人は、翌朝すっきり目覚めることができないだろう。睡眠不足は、集中力の低下や機嫌の悪さにつながり、ごく基本的な活動さえきちんとできなくなることもある。

たとえ自分では一晩中ぐっすり眠ったつもりでも、口呼吸だったり、呼吸が荒かったりすると、睡眠の質は著しく低下する。朝起きたときに口の中が乾いていて、倦怠感が残っているはずだ。

50歳のアネットは、8時間ぐっすり眠れることがめったになかった。彼女の睡眠パターンは、次のようなものだ。まずベッドに入ってから眠りに落ちるまでに数時間かかり、浅い睡眠が数時間続き、夜中の3時ごろに目が覚める。そこから再び眠りに落ちるまでに2時間はかかり、そして朝起きる時間になるころには、眠れないイライラと疲れがたまっている。

かつての私もアネットと同じだった。一晩寝ても疲れが取れず、朝起きたときからぐったりしている。そして集中力が低いまま、1日を過ごすことになる。

私が睡眠を改善するカギになったのは、とても簡単なことだった。

それは、寝ている間ずっと口を閉じていることだ。とはいえ、寝ているときに自分がどんな呼吸をしているのかはわからないので、口が開かないように口にテープを貼って寝ることにしたのだ。唇と交差するように薄いテープを貼って口を閉じる。

私はアネットにもこの方法をすすめた。もし口にテープを貼ることに抵抗があるのなら、いびき防止ベルトでもいいだろう。

口にテープを貼って寝ると、寝ている間に正しい呼吸をすることができる。寝つきがよくなり、長時間眠れるようになり、朝すっきりと目覚めることができる。

ここで使うテープは、低アレルギー性で薄いものがいい。たとえば3Mから出ている「マイクロポア・サージカルテープ」などがおすすめだ。

テープを口に貼る前に、手の甲を使って何度か貼ったり剥がしたりすると、粘着力が弱まって朝に楽に剥がせるようになる。10センチぐらいの長さに切り、剥がしやすくするために両端を折り返し、唇の水分を拭き取り、口を閉じ、唇と交差するようにテープを貼るだけだ。

アネットも最初のうちは、テープを貼って寝ることに抵抗を覚えていた。それでも睡眠を改善して日中のエネルギーを上げることができるなら、どんなことでもするつもりだったという。最初は慣れないこともあり、口にテープを貼ると緊張してかえって呼吸が増えていた。そこで最初の何日かは、テープに慣れるために、起きている時間の20分ぐらいをテープを貼って過ごすことにした。

テープを貼って口を閉じることに抵抗がなくなると、睡眠中もテープを貼ることにした。いつもの時間にベッドに入ったところ、驚いたことに、テープがまったく気にならなかった。気にならないどころか、むしろテープが眠りに落ちる合図のような役割を果たしてくれた。

その夜、アネットはいつもよりぐっすり眠った。

最初の2日は、起きたらテープが剥がれていたが、それでもよく眠れたという感覚だった。そして3日目、夜の10時にテープを貼ってベッドに入り、翌朝の9時53分まで、一度も目を覚まさずに赤ちゃんのようにぐっすり眠った。

あんなによく眠ったのは本当に久しぶりだと、アネットは大興奮で報告してくれた。起きたときに本当に頭がすっきりして元気があり、自分でもびっくりしたそうだ。

私はもう何年も前から、このテープのメソッドを数千人のクライアントにすすめてきた。実践した人はみな、睡眠が劇的に改善している。朝のすっきりした目覚めは、正しい鼻呼吸で眠っている人しか味わえない贅沢だ。

寝ている間に口をテープで閉じるのはシンプルだが、とても効果のある方法だ。最初は違和感があるかもしれないが、慣れてしまえばこんなにいい方法はない。

テープを貼らなくても正しい鼻呼吸ができるようになるまでは、必ずテープを貼って寝るようにしよう。鼻呼吸を習得するまでの時間は人によって異なるが、一般的には3カ月もテープを貼って寝れば十分だろう。

自分が鼻呼吸で眠っているかどうかは、朝起きたときの口の中の状態でわかる。自然な感じで湿っていたら、きちんと鼻呼吸をしている証拠だ。口呼吸で寝ていると、起きたときに口の中がカラカラに乾いている。

寝ている間や家にいるときに口にテープを貼り、脳を鼻呼吸に慣れさせて、鼻呼吸が普通の状態にする。口にテープを貼り、8時間ずっと鼻呼吸でぐっすり眠るのは、体に正しい呼吸の量を覚え込ませるとてもいい方法だ。

Chapter 4

# 軽い呼吸こそ、身につけるべき正しい呼吸法

ヨガ、太極拳、気功といった数千年の歴史を持つ呼吸法も、静かで、穏やかで、浅い呼吸を推奨してきた。

私はかつてロンドンで、太極拳の第一人者であるジェニファー・リーに会う機会に恵まれた。マスター・リーは7段の段位を持っていて、２００９年に香港と中国の海南で開催された国際武術選手権大会に出場し、10のカテゴリーで金メダルを獲得している。

2人で話しているときに、マスター・リーは自身の仕事と私の仕事の共通点を指摘した。太極拳の大会でジャッジが特に注目するのは、選手の呼吸だという。呼吸音が聞こえたり、呼吸の動きが見えたりすると減点になる。マスター・リー自身も、なぜそういう基準が

あるのかはわからないが、それでも昔からずっと伝わっていることなので、独特の呼吸エクササイズを続けてきたという。

そのエクササイズは、これから説明する私のエクササイズととてもよく似ている。マスター・リーの呼吸法は教科書どおりで完璧だった。腹式呼吸で、力を入れず、呼吸をしていることが目で見てまったくわからない。私は人の呼吸をたくさん見てきたが（実際には数千人だ）、彼女の呼吸はそのなかでもベストだと断言できる。

有名な気功と太極拳のマスターであるクリス・ペイによると、中国に伝わる「気」という考え方の核は呼吸だという。

「一般的に、呼吸には3つのレベルがある。第1のレベルは、隣の人に聞こえないぐらい静かに呼吸すること。第2のレベルは、自分にも聞こえないぐらい静かに呼吸すること。そして第3のレベルは、自分でも感じないぐらい静かに呼吸することだ[1]」

インドの本物のヨガや、伝統的な中国医学も、同じような呼吸法を推奨している。

わざわざ「インドの本物のヨガ」という表現を使ったのは、欧米に広まっているヨガと区別するためだ。欧米のヨガの指導者は、体から毒素を排出するために大きく呼吸するように指導している。一方で本物のヨガでは、呼吸は少ないほどいいという考え方だ。

本物の健康と、穏やかな心を手に入れるには、正しい呼吸法が欠かせない。静かで、穏やかで、鼻呼吸で、腹式呼吸で、リズムが一定していて、吐いてから小休止が入るのが正しい呼吸だ。私たちの祖先にとってはこれが自然な呼吸だったが、現代生活が、そのすべてを変えてしまったのだ。

コメディアンのラヴェル・クロフォードは、自他ともに認めるかなりの大男だ。道を歩いていたときに、ある男の子から「おじさん、大きいね！　胃袋は何個あるの？」と言われたという話を持ちネタにしている。その男の子は続けて、「それに息も荒いね。喘息なの？」と言ったという。

マナーという面では改善の余地があるかもしれないが、この男の子の指摘は正しい。荒い呼吸の問題点を見抜いているからだ。[2]

深呼吸が体にいいという考え方は、息をたくさん吸うと血液にたくさん酸素が送られるという誤解から生まれている。実際は先にも説明したように、動脈を流れる血液の酸素飽和度はすでに95パーセントから99パーセントであり、息をたくさん吸ったところでこれ以上酸素は増えない。

現代人の生活には、加工食品、ストレス、しゃべりすぎ、高気密の室内、そして深呼吸は体にいいという誤解など、正しい呼吸を乱す要素がたくさんある。

一方で本物のヨガ実践者は、訓練によって二酸化炭素への耐性が高くなっている。[3]　1分間に1回の呼吸を、1時間も続けられる人もいるほどだ。この呼吸法はきわめて効率がよく、

BOLTスコアも高くなる。

これはまさに、酸素アドバンテージ・プログラムが目指しているゴールだ。効果の証明された古代の呼吸法を取り入れることで、呼吸を本来の姿に戻すことを目指している。

## 深い呼吸とはどのようなものか

ときには同じ言葉が、人によってまったく違う意味を持つこともある。

ここでは「深い」という言葉について考えてみよう。一般的には、「いちばん上からの距離が長い」という意味だが、この定義もはっきりしないところがある。たとえば、プールのいちばん深いところはたしかに水面からの距離が長いが、「深い呼吸」という表現で使われるときの「深い」となると、さまざまな解釈が可能になる。

深い呼吸を推奨するのは、ストレス・カウンセラー、ヨガの指導者、スポーツのコーチなどだが、言われたとおりに胸一杯にたくさんの息を吸い込むと、たいていは口呼吸で胸式呼吸になってしまう。これはたしかに大きな呼吸だが、浅い呼吸だ。体にたくさんの酸素を送り込むことが目標なら、いちばんやってはいけない呼吸法だ。

深い呼吸という表現で使われる「深い」にも、「いちばん上からの距離が長い」という定義を適用するなら、ここでの「いちばん上」は、肺のいちばん上か、胸部のいちばん上になるだろう。
つまり「深い呼吸」とは、「肺のいちばん上からいちばん下まで空気を送り込む」ということになる。または、主要な呼吸筋である横隔膜を使う呼吸であるといってもいい。健康な動物や赤ちゃんは、安静時は静かで深い呼吸をしている。吐いたり吸ったりするたびに、横隔膜が静かに伸張と収縮をくり返す。あくまで自然な動きであり、無理をしているところはまったくない。

そしていちばん大切なのは、鼻呼吸であることだ。正しい呼吸というものを具体的に知りたかったら、赤ちゃんか、健康なペットの呼吸を観察してみよう。どちらも現代のライフスタイルの影響を受けていない、自然な呼吸だ。

次ページのイラストは、ガラス瓶を使った呼吸の実験で、お腹の動きと横隔膜の動きの関係がわかるようになっている。息を吸うとお腹がふくらみ、息を吐くとお腹がへっこむ。

息を吸うとお腹が出るのは、横隔膜が下に伸びてお腹を押すからだ。そして息を吐くと、横隔膜が上に引っぱられ、お腹を押していた力がなくなる。その結果、お腹がへこむ。

吸った息を肺の底まで届けるには、たくさん息を吸う必要はない。ごくわずかな呼吸でも横隔膜を動かすことができる。鼻呼吸と腹式呼吸をともに実践していれば、安静時に自分の呼吸に気づくことはない。音は聞こえず、動きも見えない。

対照的に、口呼吸で呼吸過多になっていると、呼吸音がはっきり聞こえ、呼吸に合わせて

## 呼吸

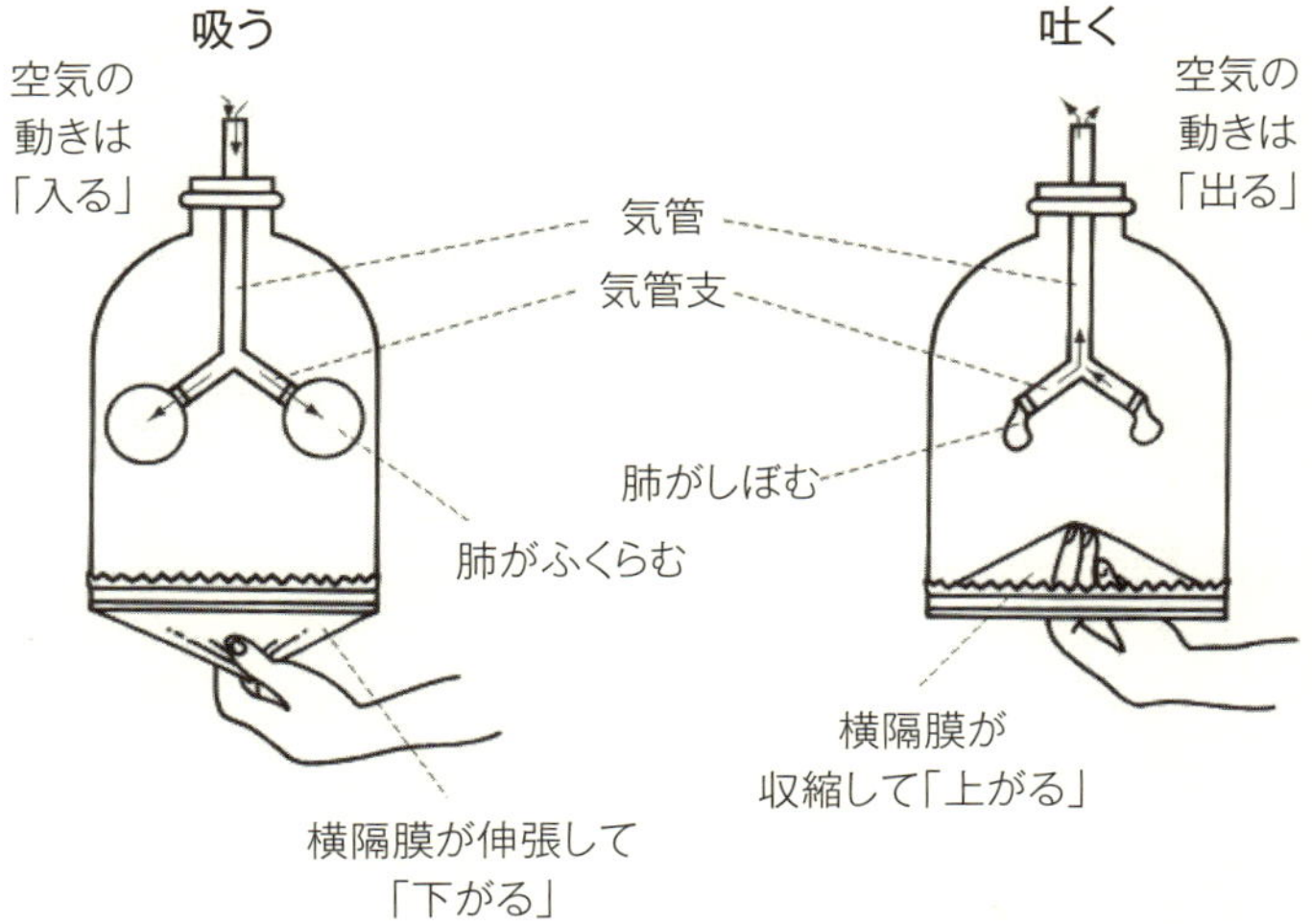


ガラス瓶を使った呼吸の実験

胸が上下するのも見える。それなのに、空気を肺の底まで届けることはできない。

## 腹式呼吸は老廃物の排出や解毒作用を促進する

横隔膜はドームのような形をした筋肉の膜であり、胸郭《きょうかく》（心臓と肺がある場所）と腹部（腸、胃、肝臓、腎臓がある場所）を分けている。

横隔膜は主要な呼吸筋であり、正しく使えば、深くて効率的な呼吸が可能になる（次ページの上と下の図参照）。間違った呼吸法では、横隔膜をきちんと活用できていない。効率の悪い胸式呼吸で、呼吸過多の状態になっているからだ。

横隔膜の場所を知るには、いちばん下の肋骨に手を当て、肋骨を体の中心から脇に向かってなぞる。これが横隔膜のある場所だ。だいたいシャツの4つめのボタンあたりになる。

腹式呼吸のほうが効率的な理由は単純で、肺の形がそうなっているからだ。肺は上が細く下が広くなっているため、下半分の血流は上半分よりも多い。

肺の上だけを使うペースの速い呼吸（慢性的な呼吸過多によくある呼吸）は、肺の下部を活用していないので、血液に送られる酸素の量が少なくなり、その結果として大量の二酸化炭素も失われる。

それだけでなく、肺の上半分だけを使った呼吸はストレス反応を引き起こし、体が「戦う

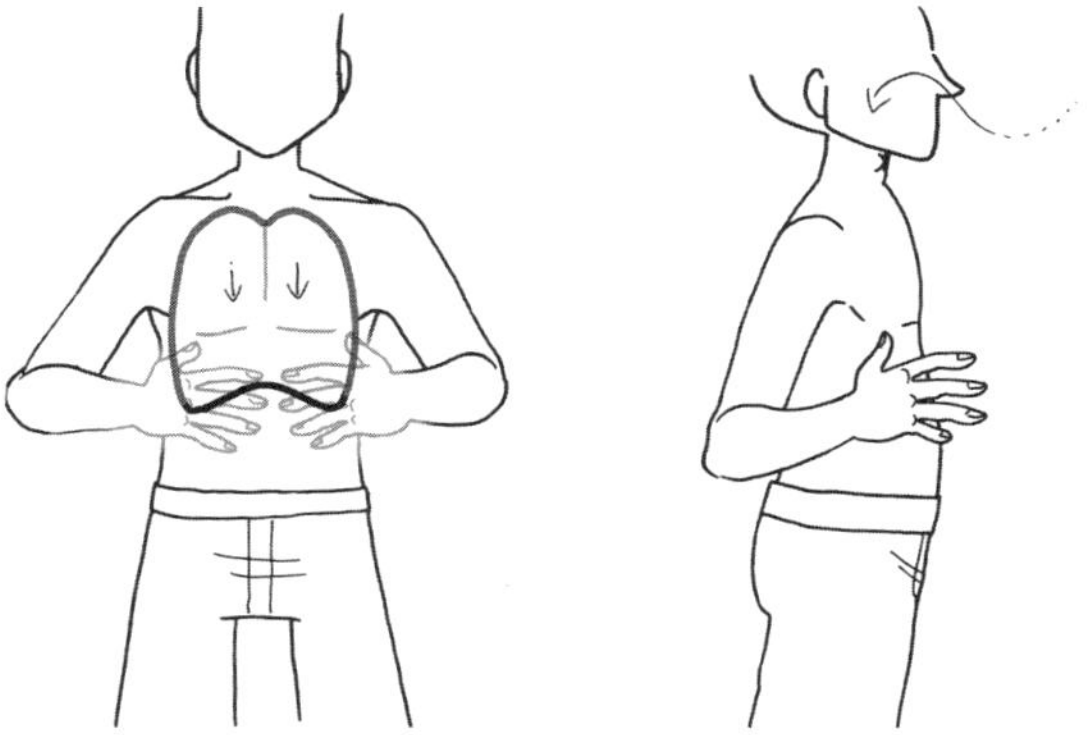

息を吸う――お腹がゆっくりふくらむ

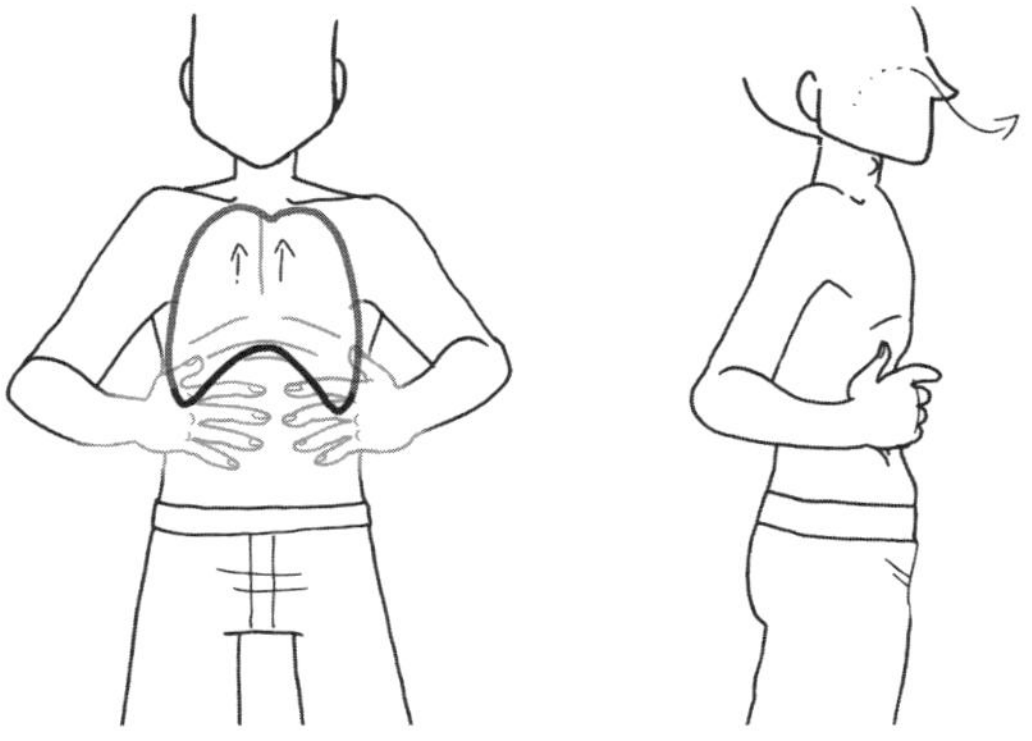

息を吐く――お腹がゆっくりへこむ

か、それとも逃げるか」のモードに入る。

そしてストレスが強くなるせいで、呼吸がさらに激しくなる。

ストレスを感じたときに自分の呼吸を観察してみよう。または、身近な人がストレスを感じているときの呼吸でもいい。きっと胸の上のほうで呼吸していることに気づくはずだ。それに呼吸のペースも通常より速い。

人はストレスを感じると、呼吸過多で口呼吸になる傾向がある。ストレスを感じたときの呼吸は、ペースが速く、音が聞こえ、呼吸の動きが大きくなり、ため息が含まれることが多い。普段からこのような呼吸をしている人もたくさんいる。

彼らはつねに「戦うか、それとも逃げるか」のモードに入っていて、アドレナリンが多く分泌されている。こうなると、どんな優秀なカウンセラーやサイコセラピストであっても、手の施しようがない。唯一の治療法は、正しい呼吸法を身につけることだ。

脳に運ばれる酸素の量が減ると、いくらカウンセリングを受けても問題は解決しない。いつもストレスや不安を抱えている人に必要なのは、まず間違った呼吸の習慣を正すことだ。

一方、健康でストレスレベルの低い人は、自然な腹式呼吸をしている。ペースは遅く、静かで、規則正しい。音や動きに気づくこともあまりない。そして鼻呼吸だ。

このタイプの呼吸法を身につけるには、副交感神経を活性化して、心身ともにリラックスすることが大切だ。そのためには、横隔膜を正しく使う呼吸を身につける必要がある。ため息や、ハーハーと荒い息、口呼吸を避け、ペースが遅く、静かで、リラックスした鼻呼吸を目指す。安静時はつねにこの呼吸であるべきだ。

正しい呼吸が身につけば、効果はすぐに現れる。心が落ち着き、エネルギーが増し、夜もよく眠れるようになるだろう。腹式呼吸によって、あらゆる面で健康状態が向上するだけでなく、運動パフォーマンスも向上する。

腹式呼吸のもう1つの利点は、リンパ排液の助けになるということだ。リンパ系は、たとえるなら体内の下水道のようなもので、老廃物や余分な体液を体外に排出している。リンパ系にはポンプの役割をするものがないので、横隔膜を含む筋肉の動きに頼っている。

腹式呼吸を行うと、リンパ液が血流に吸い込まれ、死滅した細胞を中和して破壊し、体液貯留を減らし、老廃物の排出や解毒作用が促進される。

腹式呼吸がもたらす自然な効果を活用すると、血流が改善し、動いている筋肉へ運ばれる酸素の量が増える。そして、呼吸過多にともなう不安感を解消することもできる。自然で効率的な呼吸が身につくと、健康状態が向上し、スポーツでも能力をフルに発揮できるようになる。

次に紹介するエクササイズを行えば、安静時も運動時も、自然に腹式呼吸ができるようになるだろう。

酸素アドバンテージ・プログラムの目的は、正しい呼吸法を身につけてBOLTスコアを伸ばすことだが、このエクササイズは本書で紹介するすべてのエクササイズの基礎になっている。

## 軽い呼吸は正しい呼吸エクササイズ

呼吸をすると、酸素が肺の中に取り込まれ、二酸化炭素が体外に排出される。脳の呼吸中枢は、つねに血液のpH値と二酸化炭素濃度をモニターし、さらにこの2つほどではないが、酸素濃度もモニターしている。

血中の二酸化炭素濃度が一定のレベルを超えると、呼吸中枢から「呼吸しろ」という信号が出る。たとえば慢性的なストレスなどで、数時間から数日にわたって呼吸過多の状態が続くと、呼吸中枢が二酸化炭素の少ない状態に慣れてしまう。

そして二酸化炭素への耐性が正常より低くなると、呼吸中枢が「呼吸しろ」という信号を出す回数が通常より多くなる。その結果、慢性的な呼吸過多の状態になり、運動時の息切れも激しくなるのだ。

このエクササイズの目的は、呼吸中枢の二酸化炭素への耐性を正常レベルに戻すことだ。エクササイズをして耐えられるレベルの息苦しさを感じるなら、正しく行っているということとになる。なおエクササイズ中に、胸とお腹を手でやさしく押すと効果的だ。

軽度の息苦しさを感じる状態を4分から5分維持する。私はこのエクササイズを鏡の前に座って行うことをすすめている。自分の呼吸の動きを観察するためだ。

・背筋を伸ばして座って肩の力を抜く（頭のてっぺんから糸が出ていて、その糸で自分の体がつり下げられていることをイメージするとともに、肋骨の間隔がゆっくり開いていくのを感じること）
・片方の手のひらを胸に当て、もう片方の手のひらをおへそのすぐ上に当てる
・息を吸うときはお腹がゆっくりふくらむのを感じ、息を吐くときはお腹がゆっくりへこむのを感じる
・次に息をしながら胸とお腹を手でやさしく押して、呼吸への抵抗をつくり出す
・手を押し返すように呼吸し、息をするたびに呼吸を小さくしていく
・1回の呼吸で吸い込む空気の量をいつもより少なくする
・呼吸のペースを落として呼吸の量を少なくし、がまんできるレベルの息苦しさにする
・さらにゆっくりと息を吐き出し、肺と横隔膜の自然な伸縮にまかせて呼吸をする（このとき、風船からゆっくりと空気が抜けていくことをイメージする）
・吸う息がごく少なくなって吐く息がリラックスしたら、呼吸の動きは目で見えなくなる

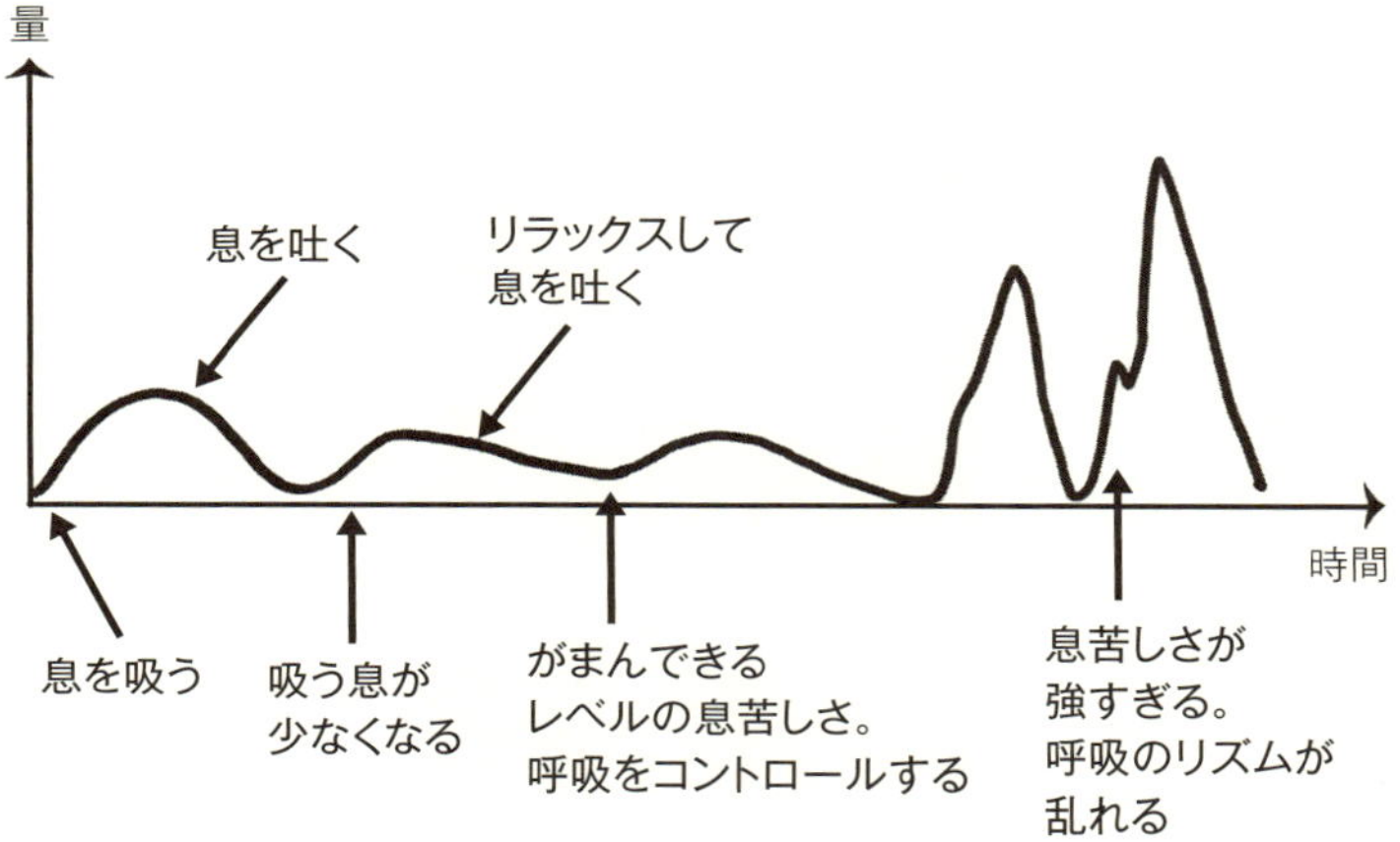


このような簡単なエクササイズをするだけで、呼吸時の動きを20～30パーセントは減らすことができる。エクササイズ中にお腹の筋肉が収縮したり、緊張したり、急に動いたりしたり、または呼吸のリズムが大きく乱れたら、それは息苦しさが強すぎるという合図だ。

この状態になったらエクササイズを15秒ほど中断し、呼吸が落ち着いたらエクササイズを再開する。

最初のうちは空気の少ない状態が20秒ぐらい続くと、強い息苦しさを感じるかもしれない。しかし練習を重ねれば、もっと長く空気の少ない状態を保てるようになる。

ここで大切なのは、がまんできる

レベルの息苦しい状態をつくり出すこと。息苦しさが強くなりすぎないように、注意しなければならない。

ここではがまんできる息苦しさが、3分から5分ほど続けられるようになることを目指そう。5分のエクササイズを2セット行えば、呼吸中枢が正常な状態にリセットされ、二酸化炭素への耐性が高まるはずだ。

この軽い呼吸のエクササイズを行うと、血中の二酸化炭素が増え、体にも生理的な変化が起こる。変化の例をあげよう。

・血管が拡張して体温が上がる
・顔が紅潮する
・唾液の量が増える（唾液が増えるのはリラックスして副交感神経が活発になったサインだ）

これらの変化は正常な反応であり、特に問題はない。

ただし、酸素アドバンテージ・プログラムを実施しているときに、頭がふらふらするとか、不安な気持ちになるなどの反応が出たら、エクササイズを中断したほうがいい。

## 呼吸量は呼吸の長さや回数では決まらない

もう気づいているかもしれないが、このプログラムの目的は呼吸の量を正常レベルに戻すことなのに、ここまで1分あたりの呼吸の回数や、1回の呼吸の長さの話は出てきていない。

それは、意図的に出さなかったからだ。時間を基準にして呼吸の量を計測するのは、根本的に間違っている。現代社会は、あらゆるものを定量化したがる傾向があり、呼吸もそれに含まれる。しかし間違った呼吸法を正すのが目的なら、大切なのは時間ではない。

1分あたりの呼吸の回数を変えても、1回あたりの呼吸の長さを変えても、呼吸法の改善にはつながらないからだ。

たとえば、2秒吸って、3秒吐くという指示では、静かに呼吸するのか、それとも激しく呼吸するのかわからない。静かな呼吸で吸い込む空気の量は、激しい呼吸よりもかなり少ないはずだ。

ここで大切なのは呼吸の量なので、呼吸の長さを測っても意味はない。

次のイラストは、2つの呼吸パターンを表している（次ページの図参照）。

どちらも、2秒吸って3秒吐くという点は変わらない。

ここでは、吸い込む空気の量の違いに注目してもらいたい。

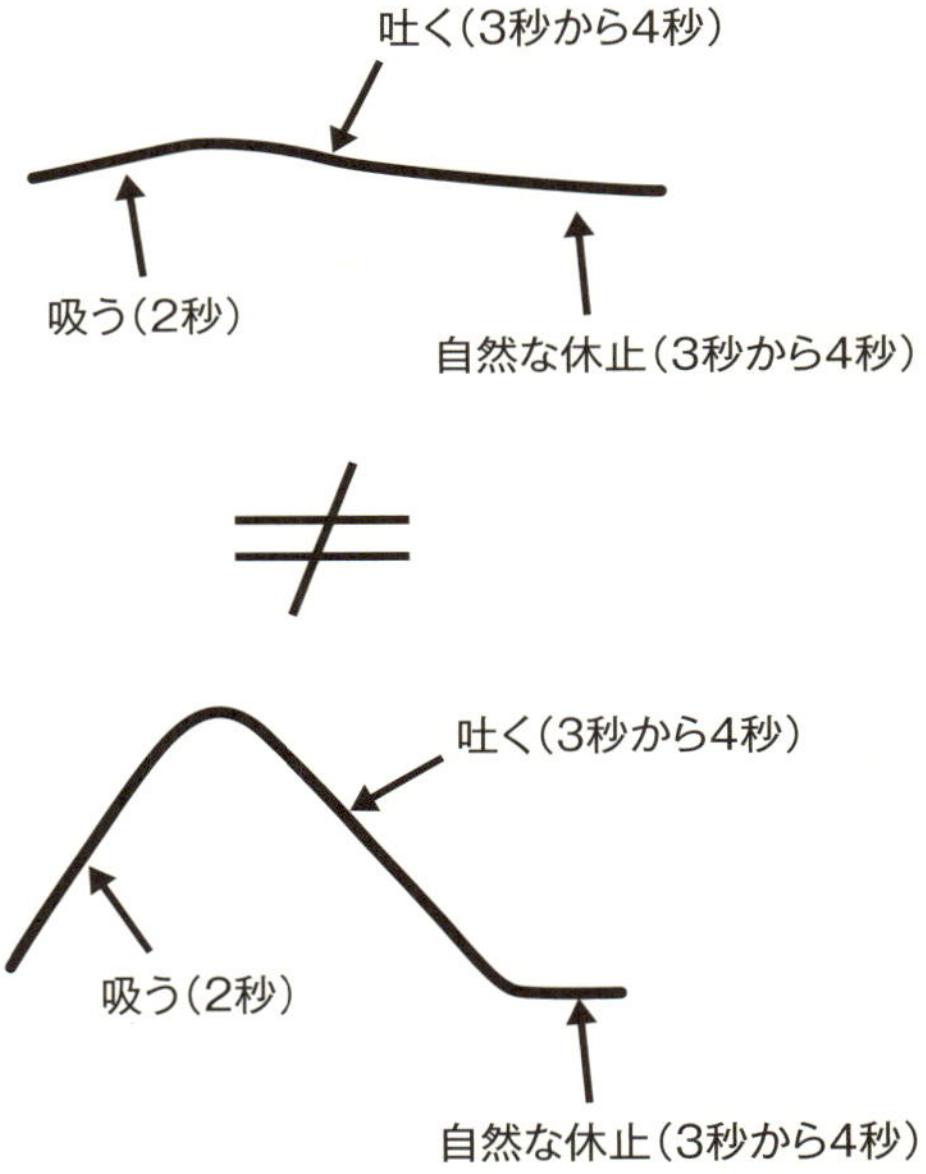


同様に、1分あたりの呼吸の回数を変えても、根本的な解決にはならない。

たとえば、1回あたりの呼吸量が500ミリリットルで、1分間に20回呼吸する人がいるとしよう。この呼吸パターンの場合、単純計算で1分間の呼吸量は10リットルになる。1分間に10リットルは多すぎるので、この人はもしかしたら呼吸の回数を20回から10回に減らすという指導を受けるかもしれない。

しかし、ただ単に回数を減らすだけでは、おそらく1回の呼吸量を2倍にして、減った分を補おうとするだろう。つまり呼吸量の変化はなく、呼吸過多による症状は改善されないまま残るということだ。

呼吸の量と回数を減らすには、1回の呼吸の量を減らし、酸素の少ない状態に慣れていくしかない。それを続けていれば、やがて呼吸量が正常に戻り、BOLTスコアが向上するだろう。その結果、1分あたりの呼吸回数も自然に少なくなる。


くり返すが、呼吸の回数を変えるだけでは、呼吸の量を変えることはできない。呼吸の回数を自然に変えたいなら、1回の呼吸の量を変えるのがベストの方法だ。BOLTスコアが向上すれば、1回の呼吸量が減るだけでなく、1分あたりの呼吸の回数も減ることになる。

先ほど紹介したエクササイズを日々の呼吸に組み込むと、運動時にもより効率的な呼吸を身につけることができる。安静時の呼吸が、運動時の呼吸の基礎になる。

夢のマイホームを建てるときと同じで、いちばん大切なのは基礎工事だ。基礎工事がいいかげんでは、どんなに豪華な家を建ててもすぐに倒れてしまうだろう。

同じことは呼吸にもいえる。この「軽い呼吸は正しい呼吸エクササイズ」が基礎となり、その上にこれから紹介する運動時の疑似高地トレーニングなどを積み上げていく。

まずは腹式呼吸と呼吸量を減らすことから始め、それから先に進んでいこう。

# Chapter 5
# 人間本来の呼吸のしかたを取り戻す

1974年、21歳のトム・ピスキンは、カリフォルニア大学バークレー校の学生だった。彼はランナーで、オークランドのスポーツ用品店でアルバイトをしていた。

10月24日、彼はアルバイトを終えると、オークランド・コロシアムの近くにあるバス停に向かった。このあたりは、街のなかでも治安のあまりよくない場所だ。間もなく4人の若い男がトムを取り囲み、持っているものをすべてわたせと要求した。3人は銃を持っていて、それぞれトムの頭、胸、足に突きつけている。

トムはショックで呆然としながら、立ち上がってポケットから財布を出そうとした。そのとき、至近距離で胸の真ん中に銃弾を撃ち込まれた。銃弾は肋骨を砕き、左の肺に突き刺さった。本人によると、驚いたことに痛みはほとんどなかったという。手術で銃弾を取り除き、退院すると、トムは1カ月もしないうちにまたランニングを再開した。だがかなりの重傷だったので、そう簡単には元の体には戻れない。

結局、トムが肺の機能を回復するまで10年以上かかった。それまでは、どんなにトレーニングを積んでも、思い通りの結果は出なかった。

トムが何よりも望んでいたのは、撃たれる前の体力と運動能力を取り戻すことだ。そのために彼は、トレーニング中に心拍数を上げない方法を模索していた。そして直感的に、エクササイズ中に体にかかる負荷を減らせば、持久力も上がるのではないかと考えた。[1] 呼吸を制限すれば、適切な運動強度を維持できるのではないか、と。

鼻だけで呼吸していてペースを保てなくなったら、運動強度が強すぎるか、またはペースが速すぎるサインだ。トムも最初のうちは、運動中に鼻呼吸に制限するのはややきついと感じていたが、口にテープを貼ると鼻呼吸を維持しやすくなることを発見する。

そしてトムは、トレーニング中だけでなく、寝ているときも口にテープを貼ることにした。呼吸を減らすトレーニングを始めてから1年後、トムは肺活量を測定してみた。

結果は、自分の年齢と体重の平均肺活量の130パーセントだった。[2] トムはそれ以来、スポーツとその研究に情熱を注いできた。

現在トムは、カリフォルニア大学サンディエゴ校でトライアスロンのコーチを務めるとともに、タイタン・フレックス・バイクの開発者でもある。また、トライアスロンのオリンピック代表チームのコーチ資格も持っている。サンディエゴ・トライアスロン・クラブで30年にわたって指導的な役割を担い、現在は同クラブの殿堂入りを果たしている。

## 鼻呼吸が持つさまざまな利点

長年にわたって口呼吸だった人が完全な鼻呼吸に変えるのは、勇気のいる決断であり、途中であきらめない粘り強さが求められる。

ときには、2歩進んで1歩下がるということも必要だろう。

「鼻呼吸がそんなにいいのなら、なぜほとんどのトップアスリートが口呼吸なのですか?」という質問を私はよく受ける。答えは簡単で、多くの人の呼吸が本来の呼吸からだいぶ離れてしまい、口呼吸が普通になっているからだ。

われわれの祖先は、運動時でも鼻呼吸をしていた。現代でも、たとえば「走る民族」として有名なメキシコ北部のタラウマラ族などは、祖先の鼻呼吸をそのまま受け継いでいる。

科学的な調査によると、フルマラソンを走るときのタラウマラ族の心拍数は、1分間に130だった。[3] これは驚くほど低い数字だ。欧米のマラソン選手の平均は、1分間に160

から180になる。

この結果を見れば、たとえ強度の高い運動をしていても、鼻呼吸であれば楽で規則正しい呼吸を維持できることがわかるだろう。

口呼吸はどちらかといえば新しい現象であり、運動パフォーマンスの向上にはまったくつながらない。むしろパフォーマンス向上のじゃまになっているといえる。


ハーバードで学んだ人類学者のウェイド・デイヴィスは、先住民族の研究をライフワークにしている。主な研究対象は北米と南米の先住民族で、これまでに15の先住民族と一緒に暮らしてきた。デイヴィスによると、なかでもアマゾンに暮らす狩猟民族は五感が極度に敏感で、40歩離れた先にある動物の尿の匂いを嗅ぎ、雄か雌かがわかるという[4]。

その部族と一緒に暮らしていたときのことだ。自身もトライアスロンをするデイヴィスは、彼らの狩りに同行することを許された。狩りは早朝に始まり、ジョギングとランニングを交互にくり返しながらずっと走っている。

動物の足跡を見つけると、ランニングまでペースを上げて動物を追いかける。動物が追われていることに気づいてスピードを上げると、彼らも遅れずにずっとついていく。ハンターは粘り強く、休むことなく追いかけるので、動物も休むことができない。途中で獲物を見失ってもあきらめず、また見つけたら追跡を再開する。

このパターンが何時間も続き、ときには何日も続くこともある。しかし最後には、ハンターの粘り強さが勝つ。獲物が疲れ果ててついに走れなくなるので、至近距離から仕留めることができるのだ。

トライアスロンで鍛えたデイヴィスでさえ、狩りのペースについていくのがやっとだった。なかでもいちばん大きな驚きは、ハンターたちがつねに口を閉じていたことだ。

太古の人類と同じで、原始的な生活を送る先住民族たちは、長時間にわたって口を閉じたまま強度の高い運動を続けることができる。[5] これは文明人がすでに失ってしまった能力だ。そろそろ私たち文明人も、基本に立ち返るべきだろう。

最初のうちは、運動中に鼻で呼吸することに違和感を覚えるかもしれない。しかしここで思い出してもらいたいのは、鼻は呼吸のためにあるということだ。

そして鼻呼吸にはたくさんの利点がある。いくつか例をあげよう。

・吸い込んだ空気が肺に入る前にいらないものを取り除き、温めて湿気を与える
・心拍数を下げる
・一酸化窒素が肺に送られ、気道と血管が広がる
・酸素が全身に効率的に行きわたる
・動いている筋肉にたくさん酸素が送られるので、疲労物質の乳酸が減少する

鼻呼吸をしながらの30分のエクササイズで、どれくらいの強度を保てるかは、それぞれのＢＯＬＴスコアによって決まる。ＢＯＬＴスコアは、鼻の穴の大きさや気道の広さにも影響を受ける。たとえば、鼻の穴が大きいアスリートは楽に呼吸ができるので、口を閉じたままで強度の高い運動をすることができるということだ。

ＢＯＬＴスコアが伸びると、生まれつきの気道の広さに関係なく、呼吸が軽くなり、鼻呼吸をしながら速いペースのランニングを長時間続けられるようになる。

フィットネスのレベルがかつてないほど向上し、運動時の鼻呼吸が以前よりもずっと簡単にできるようになる。プログラムを6週間から8週間続ければ、ＢＯＬＴスコアは10秒から15秒伸びるだろう。その結果、フィットネスも大幅に向上する。

## 口呼吸を鼻呼吸に変えると気道がきれいになる

ビル・ハング医師は、カリフォルニアの矯正歯科医だ。数十年にわたる治療で、何千人もの患者の口内と気道を観察してきた。ハング医師が他の一般的な矯正歯科医と違うのは、患者の歯並びだけでなく、矯正が患者のあご、顔の広さ、気道の広さに与える影響にも注目している点だ。実際、彼ほど気道の広さに興味を持っている人間を、私は他に知らない。

取り込んだ酸素を効率的に使うのはもちろん大切だが、それ以外にも、肺から出たり入ったりする空気の通り道である気道の広さも大切だ。空気がスムーズに行き来するには、それなりの気道の広さが必要になる。

小さな子供やティーンエイジャーが、5年か10年の間ずっと口呼吸をしていると、あごが細くなって正常に発達せず、気道も通常より細くなる。成長期に鼻呼吸を維持することは、気道が正常に発達するために欠かせない要素だ。

ハング医師に初めて会ったのは、2009年のことだ。私たち2人は筋機能療法士の学習会で講演を行い、講演内容もほぼ同じだった。安静時の舌の位置が、睡眠、運動、健康に与える影響について話したのだが、それを私は鼻呼吸という観点から語り、ハング医師は気道のサイズと顔の形という観点から語った。

気道が細すぎると、運動能力は阻害される。ストローのような細い気道で息をしながら、フルマラソンを走るところを想像してみよう。どんなにトレーニングを積んでいても、どんなに健康で、どんなに意志が強くても、そんなに細い気道では空気を十分に取り込めず、体に酸素が十分に行きわたらない。

そのときに聞いた話によると、ハング医師は42年もランニングを続け、フルマラソンを19回も完走したそうだが、その間ずっと「犬のように口を開けて」走っていたという。しかし私の鼻呼吸の講演を聴くと、鼻呼吸のトレーニングに切り替え、夜は口にテープを貼って寝るようになった。それでも最初のうちは、トレーニング中に鼻水が止まらなくて困ったそうだ。数百メートル走るごとに立ち止まって鼻をかんでいたという。

これは、鼻呼吸に切り替えたばかりの人にはよくあることで、気道がきれいになって呼吸量が増えたことが原因だ。特に大きな問題ではなく、通常は数週間のうちに鼻水は出なくなる。臓器や筋肉と同じで、鼻という気管も、運動中に使われる機会が増えることに慣れる必要があるのだ。

半年後、ハング医師はパサデナ・マラソンに出場し、自分の年代別グループで2位になった。しかもそれだけでなく、長い上り坂を除いては、ずっと口を閉じて走ることができたのだ。60歳という年齢を考えると、これはかなりの快挙だ。そして現在、ハング医師は毎週日曜日に鼻呼吸だけで2時間走っている。走りはじめてから20分ほどで体がほぐれて温まると、ゆっくりと規則正しい鼻呼吸を維持しながらスピードを上げる。

口を開けてハーハーいっていたころに比べたら格段の進歩だ。

## 運動時に吸う息を減らす方法

トレーニングの効果を最大限まで高めたいのなら、少ない呼吸でたくさん動けるように鍛える必要がある。そのためには、まず吸う空気の量を少なくしなければならない。

日々のトレーニングで少ない呼吸を心がけていると、呼吸の効率が上がり、運動パフォーマンスが向上し、試合中の息切れと乳酸の生成を抑えることができる。[6] さらに重要なのは、肉体を極限まで酷使する必要がないということだ。そのおかげで、負傷や心肺機能の問題などの健康リスクが減少する。運動時の鼻呼吸は、肉体を酷使しすぎることの予防にもなる。

運動時に吸う息を減らす方法は、次のとおりだ。

- 体をリラックスさせ、肺に取り込む空気を少なくする
- 鼻呼吸をしながらトレーニングの強度を上げていく
- 運動中に息を止める

鼻呼吸に切り替えたばかりだと、最高の強度でトレーニングすることができなくなったと感じるかもしれない。鼻呼吸で呼吸量が減るために、体の負担が増え、最初の数週間は以前の強度が保てなくなるからだ。しかし、そのままトレーニングを続ければやがてＢＯＬＴスコアが上昇し、すぐに以前の強度をはるかに上回れるようになるだろう。

日常的に強度の高いトレーニングをしている運動選手なら、全体的な呼吸パターンの向上のために、口呼吸と鼻呼吸を交互に行うといい。特に強度の高いトレーニングで筋肉を鍛えるときは、定期的に鼻呼吸から口呼吸に切り替える必要がある。

一方、強度が高くないトレーニングをしているときや安静時は、つねに鼻で呼吸することが大切だ。たとえばトレーニングの70パーセントは口を閉じて行うなど、トレーニングの負荷を増やすことでBOLTスコアを伸ばすことができる。

なお強度の高いトレーニングをしない市民アスリートなら、トレーニング中もずっと鼻呼吸を維持するべきだ。

## ウォームアップで酸素を体中に行きわたらせる

運動時は安静時に比べ、組織や筋肉への血流を増やす必要がある。ウォームアップの目的は、血流を増やし、より強度の高い運動に向けて肉体を慣らすことだ。そうすれば、ケガのリスクが減り、全体的なパフォーマンスも向上する。

体が温まるまでは時間がかかるが、いったん温まれば運動時により効果的に体を動かすことができる。運動前にウォームアップを行うと、次のような効果が期待できる。

- 体内の二酸化炭素が増えて、血液からより多くの酸素が放出され組織や臓器に行きわたる。また、最大酸素摂取量の向上、持久力の向上、ケガのリスクの減少にもつながる
- 血管と気道が拡張して血行がよくなり、呼吸も楽になる

実際のところ、適切にウォームアップを行っているアスリートはそれほど多くない。たいていは2、3分のジョギング程度ですませ、すぐに強度の高い運動を始めてしまう。これはウォームアップがまったく足りていない状態だ。

アシュリンはアマチュアサッカー選手で、アイルランドの強豪チームに所属している。体はよく鍛えられているが、酸素アドバンテージ・プログラムに関しては初心者だ。彼女の問題は、どんなにトレーニングを積んでも、試合開始10分から20分で息切れしてしまうことだ。それなのに試合が終わるころになると、永遠に走っていられるほど元気になっている。

これはスポーツ選手によくある現象であり、原因はウォームアップ不足だ。早い段階での息切れを予防するには、BOLTスコアを伸ばすとともに、鼻呼吸で行うウォームアップの時間を延ばす必要がある。

アシュリンのように試合が始まるとすぐに息が切れるのなら、ウォームアップに最低でも10分は費やす必要がある。特に寒い日は、体がきちんと動くようになるまでに30分ほどかかることもあるので注意が必要だ。試合ですべてのエネルギーを出すには、冒頭からフル回転できなければならない。後半から調子が上がってきても間に合わないだろう。

つまらない、または必要ないという理由でウォームアップをおろそかにしていると、最高の力が出せないように自分を抑えつけることになってしまう。

ウォームアップで最大の効果を上げるには、リラクゼーションと息を止めるテクニックを併用するといい。具体的に説明しよう。

## ウォームアップのためのエクササイズ

・楽なペースで歩く
・ウォームアップの間は静かで規則正しい鼻呼吸を維持するように心がけ、横隔膜を活用してリラックスした呼吸をする
・息を吸ったときはお腹がふくらむのを、息を吐いたときはお腹がへこむのを感じる
・歩きながら全身、特に胸とお腹のあたりをリラックスさせる
・1分ほどやや早足で歩いたら、鼻からゆっくりと息を吐き、吐ききったら指で鼻をつまんで息を止める
・息を止めたまま10歩から30歩、または中度の息苦しさを感じるまで歩く。息苦しくなったら指を離して呼吸を再開する（このときも最初から鼻で呼吸すること）
・このウォーキングを10分続け、その間呼吸を止めるエクササイズを1分ごとぐらいのペースで行う

ウォームアップ時に息を止めて息苦しい状態をつくるのは、運動前に体内の二酸化炭素を増やしておくことが目的だ。

運動強度が上がれば、それにともなって呼吸量も増える。このとき二酸化炭素がたくさんないと、呼吸で吐き出され、二酸化炭素の全体量が減ってしまう。そして血中の二酸化炭素が減ると、筋肉に運搬される酸素の量が減るとともに、気道と血管も収縮してしまう。すると当然ながら、運動開始から10分ぐらいで喘息のような症状が出たり、呼吸が苦しくなったりする。

運動誘発性喘息を避けるには、次の簡単な3つのガイドラインに従う必要がある。

・BOLTスコアを上げる
・鼻呼吸をする
・ウォームアップを行う

## ジョギングやランニングで鼻呼吸をする方法

先ほど説明した、リラクゼーションと、ウォームアップのためのエクササイズを10分ほど行ったら、次はジョギングかランニングだ。最初は楽なペースで走り、鼻で呼吸する。

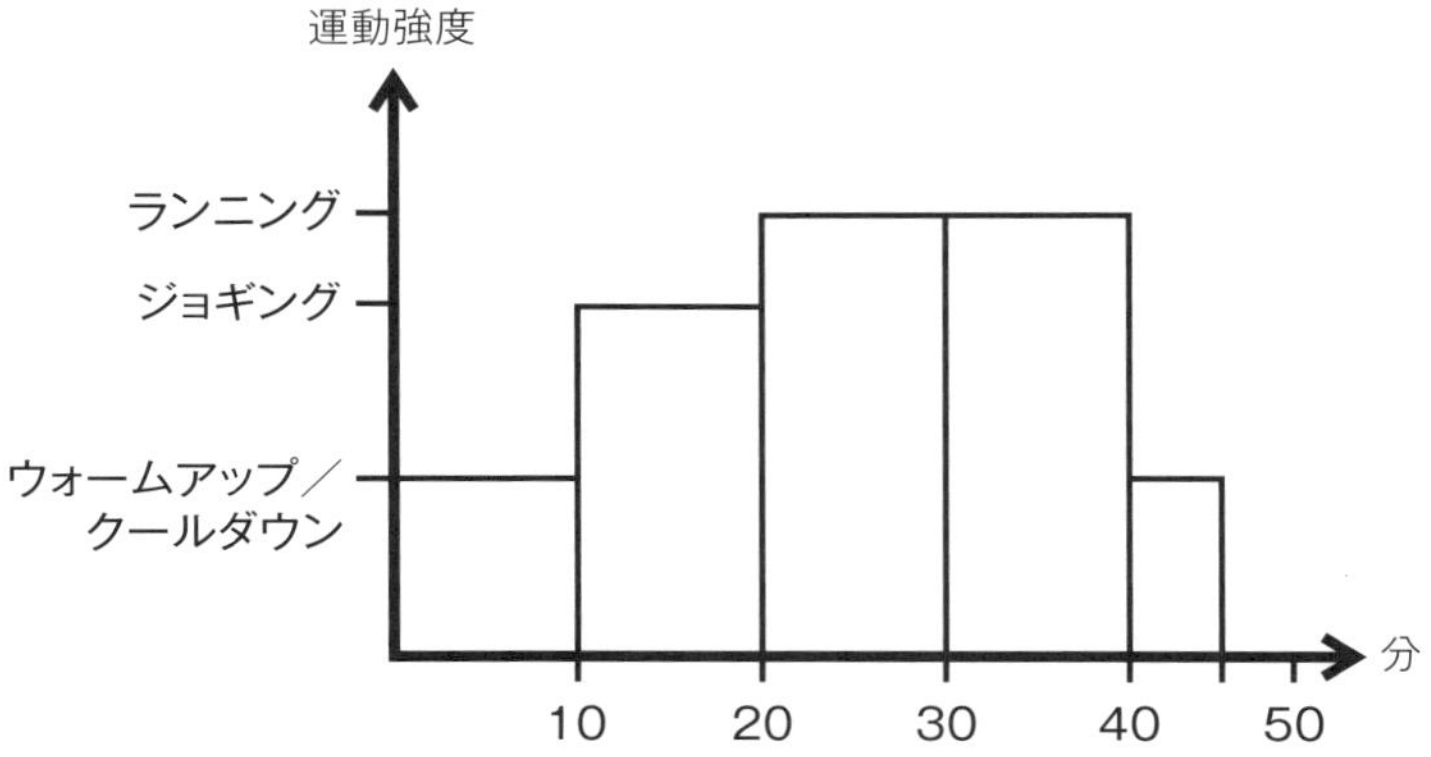


走っているときに、呼吸を完全にコントロールできるかどうかが重要になる。

このとき口を閉じたまま走るのは苦しいと感じるなら、それはペースが速すぎるということだ。その場合はペースを落とすか、または歩きに戻り、呼吸が落ち着くのを待つ。つねに鼻呼吸を維持するように。BOLTスコアが20秒未満の人は特に気をつけることが大切だ。

運動時に強度が強すぎるかどうかを判断するには、普通に息を吐き、それから5秒間息を止める。5秒たって呼吸を再開するときに、規則正しい鼻呼吸ができるなら問題ない。再開時の呼吸がコントロールできないようなら、運動強度が高すぎるということだ。

どんなエクササイズを行うにせよ、自分の呼吸と、体内の状態に注意を払うこと。落ち着いて規則正しい鼻呼吸を維持できるペースが、あなたにとっての適切なペースだ。

わざわざ心拍計などを使う必要はない。鼻、呼吸のリズム、体の感覚で、運動の強度を測ることができる。

規則正しい鼻呼吸ができる限界まで、運動の強度を上げていく。呼吸のリズムが乱れたり、口を開けないと苦しくなったりしたら、運動強度が高すぎるということだ。そうなったらペースを落とし、呼吸のリズムが戻るまで2、3分ほど歩く。落ち着いて規則正しい鼻呼吸ができるようになったら、運動を再開する。

運動を続けていると、体内の二酸化炭素が増えるとともに、体温も上がる。その結果、血液によって筋肉に運搬される酸素の量が増え、気道と血管が拡張する。体が温かくなり、汗が出てくる。呼吸は安静時よりも速くなるが、規則正しいリズムを保ち、頭はクリアだ。

こうして運動中ずっと口を閉じていられたら、呼吸が通常のペースに戻るのも早くなる。

## 集中力が増す呼吸回復エクササイズ

運動が終わったら、今度はクールダウンを行う。

3分から5分歩き、次に説明する息を止めるエクササイズを行う。

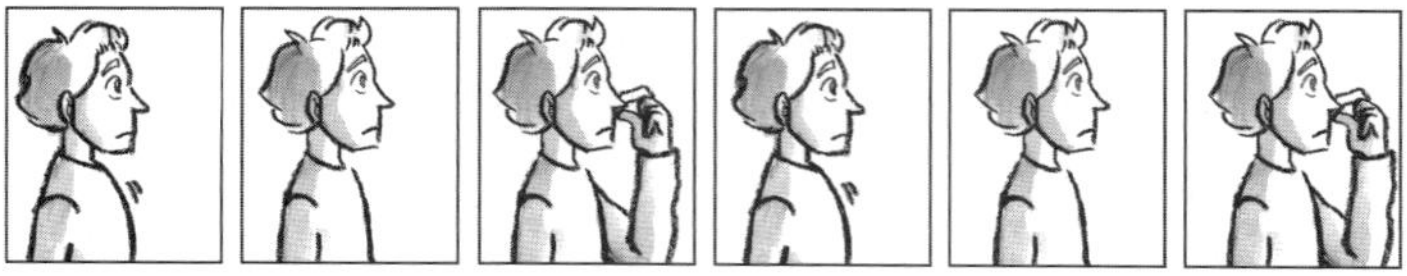
小さく息を
吸う
小さく息を
吐く
2秒から
5秒息を
止める
10秒から
15秒普通に
呼吸する
落ち着くまで続ける

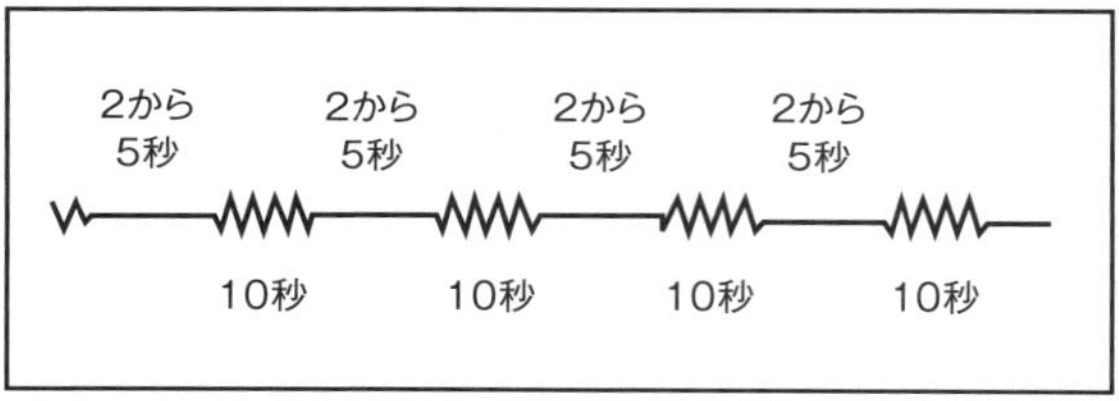


・鼻から普通に息を吸い、息を吐く

・鼻をつまんで、そのまま2秒から5秒息を止める

・自然な鼻呼吸を10秒続ける

・クールダウンの間、以上の3つのステップをくり返し通常の呼吸に戻る

## 自分にとって適切な運動強度を知る方法

運動中に息を止めると適切な運動強度がわかることはすでに述べたが、それ以外にもBOLTスコアを使うという方法もある。

以下のステップを使い、エクササイズの効果を検証しよう。

・運動前にBOLTスコアを測る
・運動を行う
・運動終了から1時間後にBOLTスコアを測る
・運動前よりBOLTスコアが伸びていたら、運動中に正しく呼吸をしていた証拠だ
・運動前よりBOLTスコアが落ちていたら、運動中の呼吸が正しくなかったということだ（この場合、運動の強度を下げ、運動中にコントロールされた規則正しい呼吸を維持できるようにする）

1999年、ダニー・ドライヤーと妻のキャサリンが、スポーツの世界にチーランニングを紹介した。チーランニングとは、ランニングとウォーキングを融合したエクササイズであ

り、太極拳を下敷きにしている。

1995年以来、ダニーは40回のウルトラマラソンを完走しており、1回を除くすべての大会で自分の年代グループで上位3人に入っている[7]。彼もまた鼻呼吸の熱心な信奉者で、鼻呼吸を自己統制のメカニズムとして使うことを推奨している[8]。

「走るペースが速すぎたり、体がリラックスしていなかったり、動きが効率的でなかったら、鼻呼吸を維持することはできないからだ」と、彼は言う。

ほとんどのベテランランナーと同じように、ダニーもまた、鼻呼吸のランニングを始めたばかりのころは1分かそこらしか続かず、すぐに口を開けて息をしたくなっていた。

しかし、だんだんと効率的に呼吸できるようになり、長時間にわたって鼻呼吸だけで走れるようになった。

ダニーによると、鼻呼吸が優れている理由はもう1つある。

それは、鼻呼吸のほうが肺の下のほうまで十分に空気を送ることができるので、酸素を取り入れて二酸化炭素を排出する「ガス交換」が、より効率的に行われるようになることだ。

あなたも自分の体で試してみよう。

鼻呼吸に切り替えれば、すぐにその効果が実感できるはずだ。

## PART 1 エクササイズのまとめ

### ■体内酸素レベルテスト（BOLT）

1 鼻から小さく静かに息を吸い、小さく静かに息を吐く
2 鼻をつまんで息を止める
3 息を止めたままで、最初のはっきりした息苦しさを感じるまでの秒数を測る
4 最初の息苦しさを感じるときに、呼吸筋の痙攣《けいれん》も感じるかもしれない（お腹の筋肉が痙攣したり、のどが締めつけられたりする）
5 鼻から指を離し、鼻から息を吸う
6 最初の呼吸は、思いきり息を吸わない。ゆっくりとコントロールした呼吸で息を吸う

### ■鼻づまりを治すエクササイズ

（注意：ＢＯＬＴスコアが10秒未満の人、妊娠中の人、高血圧の人、循環器に問題がある人、糖尿病の人、その他の深刻な健康問題がある人は、このエクササイズをしてはいけない）

寝る前に15分

1 鼻で小さく静かに息を吸い、鼻で小さく静かに息を吐く
2 息を止めて鼻をつまむ
3 息を止めたままできるだけ長く歩く。強い息苦しさを感じるまでがまんする。ただし、がまんしすぎないように!
4 呼吸を再開するときも、鼻だけで呼吸する。すぐに通常の呼吸のペースに戻す
5 呼吸を再開してから最初の呼吸は、通常より大きくなる。2回目、3回目の呼吸を抑制し、すぐに通常の呼吸ペースに戻るようにする
6 2回目、3回目の呼吸で元のペースに戻す。もし戻らないようなら、息を止める時間が長すぎたことになる
7 1分ほど待ち、また同じ手順をくり返す
8 鼻づまりが治るまで、このエクササイズを5回か6回くり返す

■**軽い呼吸は正しい呼吸エクササイズ**

1 片手を胸に当て、もう片方をおへその上あたりに当てる。手で呼吸を感じ取る
2 ゆっくり息を吸い、お腹がふくらむのを感じる
3 ゆっくり息を吐き、お腹がへこむのを感じる

4　自分の呼吸パターンを観察する。呼吸の大きさと深さに注意する
5　手に力を入れて静かに胸とお腹を押し、呼吸の動きを抑制する。手の力に反発するイメージで呼吸する
6　呼吸の量を減らしていく
7　いつもより小さく息を吸い、小さく息を吐く
8　リラックスして息を吐く。ゆっくりと、体の力を抜いて息を吐く
9　呼吸全体をリラックスさせる
10　体に力を入れない。息を止めたり、呼吸にポーズを入れたりしない。スムーズに呼吸を続ける。ただ呼吸量だけを減らしていく
11　このエクササイズの目的は、がまんできる程度の息苦しい状態をつくることだ。この「小さな呼吸」を3分から5分続ける。呼吸のリズムが乱れたり、呼吸筋が収縮するのを感じたりしたら、息苦しさの程度が強すぎるということだ。そのような状態になったら、エクササイズを中止し、呼吸が正常に戻ったところで再開する

## ■呼吸回復エクササイズ（集中力が向上する）

1　鼻から普通に息を吐く

2　息を止めて鼻をつまみ、そのまま2秒から5秒息を止める
3　10秒間、鼻で普通に呼吸する
4　以上の3つのステップをくり返す

# PART 2

# フィットネスの秘密

——The Secret of Fitness

## Chapter 6

# 自然で合法的にパフォーマンスを上げる方法

アメリカ・オリンピック・トレーニングセンターによると、オリンピックアスリートの運動能力の差は0・5パーセントにも満たないという[1]。ここまで能力が拮抗していると、選手もコーチも、運動能力の他に差をつける方法を探すようになる。

酸素は筋肉の燃料なので、体内の酸素レベルを通常より高くできれば、アスリートにとって大きなアドバンテージになるだろう。そして、酸素は自然界にいくらでも存在するので、合法的にパフォーマンスを向上させることができる。

運動能力を最大限に発揮する方法の1つは、短期間だけ意図的に酸素の少ない環境に身を置くことだ。高地に行ったり、息を止めたりして酸素の少ない環境に身を置くと、体がその環境に適応し、酸素化（体内に酸素が取り込まれること）の能力が通常より高くなる。

たとえ運動選手ではなくても、酸素の少ない環境に身を置くと、日々の運動やエクササイズなどで最大限の効果を上げられるようになるだろう。

少ない努力で、大きな結果が出るのだ。

それを望まない人などいるだろうか？

しかし、パフォーマンスの向上を目指すあまり、違法行為に手を染めるアスリートもいる。血液ドーピングや、エリスロポエチン（ＥＰＯ）、テストステロン、ヒト成長ホルモンといった違法薬物の摂取だ。

## アスリートに蔓延《はびこ》る非合法なパフォーマンス向上策

血液ドーピングとは、自分の血液を使ってパフォーマンスを向上させる方法だが、違法であることに変わりはない。大会の数週間前に自分の血液を採取し、冷凍か冷蔵で保存する。体は血液の量が減ったことを感じ取り、いつもよりたくさん赤血球をつくる。

そして大会が近くなると（たいていは1日前から7日前）、採取した血液をまた選手の体に戻す。戻した血液の分だけ赤血球が増え、その結果最大酸素摂取量が向上して持久力が高まるという仕組みだ。[2]

ＥＰＯは、１９９０年代の初頭にはすでに禁止薬物のリストに入っていたが[3]、それでもなんとかしてパフォーマンスを向上させたいアスリートは隠れて使い続けていた。

ＥＰＯは腎臓で自然に生成されるホルモンで、骨髄を刺激してもっとたくさんの赤血球を血中に放出させる働きがある。赤血球の役割は肺で受け取った酸素を筋肉まで運ぶことなので、赤血球がたくさんあれば酸素の量も増えることになる。人工的につくったＥＰＯは、腎臓でつくられたＥＰＯとほとんど区別がつかない。

ＥＰＯは慢性的な腎臓病の患者を対象に、貧血の薬として処方されてきた。しかし、ＥＰＯにより貧血治療が始まると、スポーツ界にもその利点に気づく人が出てきた。人工のＥＰＯを摂取すれば、血液がより多くの酸素を運搬できるようになり、運動パフォーマンスも向上すると考えたのだ。

血液ドーピングがもっとも蔓延しているスポーツ大会はツール・ド・フランスだ。ツール・ド・フランスは自転車ロードレースでもっとも権威ある大会で、参加できるのはわずか２００人ほどしかいない。すべてのサイクリストにとってあこがれの大会だ。

一方でこの大会は、その過酷さでも知られている。レースは23日間にもおよび、全長３５００キロの起伏の激しいコースを走破しなければならない。

１９０３年の第１回大会以来、出場選手が違法な手段を用いているという疑惑はつねに存在した。初期のレースでは、アルコールを摂取してレースに参加するという方法が用いられた。[4] これは運動パフォーマンスを向上させるというよりも、酔っ払ってつらさを感じなくするための手段だったという。

しかし近年になると、選手はさらに危険な手段に向かうことになった。

トム・シンプソンは、1967年のツール・ド・フランスでレース中に死亡した。彼が亡くなった場所には、この偉大なサイクリストの功績を称える石碑が建てられている。碑文には「オリンピック・メダリスト、世界チャンピオン、イギリススポーツ大使」といった言葉が並ぶ。29歳の若さで亡くなったシンプソンは、その時点ですでにイギリス史上最高のサイクリストの1人として認められていた。

アルプスの登りの最中に、シンプソンは下痢と腹痛に襲われた。[5] その日はとても暑かった。モン・ヴァントゥの頂上に近づいたところで、シンプソンは倒れた。しかしゴールを目指す決意は固く、観客に向かって「私を自転車に乗せてくれ」と訴えた。[6] そして450メートルほど進んだところで、再び倒れた。看護師が必死で蘇生を試みたが、ヘリコプターで運ばれた病院で死亡が確認された。

検死解剖の結果、トンプソンの体から覚醒剤のアンフェタミンが検出された。その後、彼のホテルの部屋とジャージのポケットから、さらにアンフェタミンが発見された。[7]

その後、ドーピングの手法はより洗練されていった。

２０１０年10月10日、アメリカ・アンチ・ドーピング機構（ＵＳＡＤＡ）がある報告書を発表し、ランス・アームストロングは栄光の座から転落した。

「数々の証拠により、ＵＳポスタル・サービス・プロ・サイクリングチーム（アームストロングが所属するチーム）が、サイクリング史上もっとも洗練され、もっとも組織化され、もっとも成功したドーピング・プログラムを実施していたことが明らかになった」と、その報告書は述べている。[8]

事態が明るみに出たのは、アームストロングの元チームメイトで、自分たちもドーピング・プログラムに参加していたのだが、勇気を出してＵＳＡＤＡの調査に協力した11人のサイクリストの存在があったからだ。

彼らはその動機を、「若いアスリートに希望を与え、自分たちと同じ境遇に立たせないようにするため」としている。

ツール・ド・フランスを目指す選手は、かなり早い段階から準備を始める。10代のはじめから自転車に人生を捧げ、社交生活や余暇はすべて犠牲にする。厳しいトレーニングを積み重ね、体力、スタミナ、持久力を養っていく。何年もの間、起きている時間のすべてをトレーニングに捧げ、寝ているときも自転車の夢を見る。

何年か成績の浮き沈みを経験し、そしてついに最高峰の大会であるツール・ド・フランスに出場できることになったとき、初参加の選手を待ち受けているのは、チームメイトから差し出される2つの選択肢だ。血液ドーピングを行って他の選手と同じレベルになるか、それとも血液ドーピングを受けず、夢をあきらめて家に帰るか。偉大な選手の多くがこの選択に直面した。

多くのサイクリストが不本意ながらもドーピングに手を染める一方で、ドーピングを拒否してツール・ド・フランスをあきらめた人もいる。

たとえばスティーヴン・スワートがそうだ。スティーヴン・スワートはニュージーランドの北島で生まれ、ジュニア時代から兄弟とともに優秀な成績を収めていた。1994年と95年のツール・ド・フランスでアームストロングのチームに入ったが、30歳のときに自転車競技から完全に引退した。

そして後に、かつての仲間のサイクリストから「裏切り者」と呼ばれるようになる。沈黙の掟を破り、サイクリング界に蔓延するドーピング問題を世間に暴露したからだ。

スポーツ界のドーピングに調査ジャーナリズムの厳しい目が向けられて以来、多くの競技団体がドーピング対策を前面に押し出すようになった。元プロサイクリストで、受賞歴のあるスポーツジャーナリストのポール・キメイジは、過去数十年にわたるツール・ド・フランスのドーピング文化を暴いてこう言っている。

「ドーピングをしなければというプレッシャーがあることはよくわかる。ドーピングの誘惑も理解できる。なぜなら、私も当事者だったからだ。ドーピング問題でツール・ド・フランスのイメージは地に堕ちた。それはとても悲しいことだ。こんなことは起こるべきではなかったんだ[9]」

## 合法的にパフォーマンスを上げるトレーニング

スポーツの未来にとっては幸いなことに、そんな文化も少しずつではあるが変わってきている。アスリートの大半は、倫理的に問題のある血液ドーピングを行っていない。その代わり、彼らは高地トレーニングなどの方法で、肉体の酸素運搬能力を自然に高めようとしている。

高地トレーニングも、酸素アドバンテージ・プログラムも、主な目的は赤血球の数を増やすことだ。本書に登場する息を止めるエクササイズを実施すると、腎臓で生成されるＥＰＯの量が増え、脾臓《ひぞう》から赤血球が放出される。そして血液の酸素運搬能力が通常より高くなり、アスリートは合法的な手段でパフォーマンスを向上させることができる。

スポーツにおいて、赤血球が増えることの利点は次のとおりだ。

・血液の酸素運搬能力が向上する
・最大酸素摂取量が向上する
・持久力が向上する

すでに説明したように、最大酸素摂取量（VO2MAX）とは、運動中に体内に取り込める酸素の最大量のことだ。Vは「volume（量）」で、O2は「酸素」、そしてMAXは「最大」の意味になる。

最大酸素摂取量の値は、体重1キロあたりの1分間の酸素摂取量を表している。最大酸素摂取量は、その値が大きいほど運動を長時間続けられるので、持久力や心肺機能を測るのにもっとも適した数字とされている。自転車、水泳、ランニングなど、高度な持久力が必要とされるスポーツでは、世界クラスの選手になるとたいてい最大酸素摂取量の値が大きくなる。

持久力を高めるトレーニングの目的は、最大酸素摂取量を上昇させることであり、それは血液の酸素運搬能力を高めることで達成できる。

ここからは、最大酸素摂取量を高めるためのさまざまなトレーニング法を紹介していく。これらのトレーニングに効果がある理由を理解するためには、次に説明する基礎的な事柄を知っておいたほうがいいだろう。

まずは血液の基礎知識だ。血液は3つのパートで構成されている。酸素を運ぶ赤血球と、白血球、そして血漿《けっしょう》だ。ヘモグロビンはタンパク質で、赤血球の中にある。ヘモグロビンの機能の1つは、肺から酸素を受け取り、細胞、組織、臓器に届けることだ。酸素が体内に放出されると、燃焼によってできた二酸化炭素をヘモグロビンが集め、肺に持っていく。そして肺から呼吸によって体外に排出される。

ヘモグロビンの数には個人差があるが、一般的には次のようになる。[10]

**男性のヘモグロビン数……13・8〜17・2gm/dL**
**女性のヘモグロビン数……12・1〜15・1gm/dL**
(gm/dL＝1デシリットルあたりのグラム)

酸素アドバンテージ・プログラムに関係のある数字には、この他に「ヘマトクリット値」と「ヘモグロビンの酸素飽和度」というものがある。

まずヘマトクリット値とは、血液中に占める赤血球の割合を表している。通常であればヘマトクリット値は、血中ヘモグロビン濃度とだいたい一致している。平均的なヘマトクリット値は、男性であれば40・7から50・3パーセント、女性は36・1から44・3パーセントだ。[11]

ヘモグロビンの酸素飽和度とは、ヘモグロビンの酸素運搬能力を表す数字だ。この運搬能力には上限があり、その最大量をどの程度まで活用しているかによって、ヘモグロビンの酸素飽和度が決まる。動脈を流れる血液の酸素飽和度は、通常であれば95から99パーセントになる。

次からは、「高地トレーニング」、「高強度エクササイズ」、息を止めることによる「疑似高地トレーニング」といった補助的なトレーニング・プログラムについて見ていく。

また、それらのトレーニングによって酸素運搬能力が向上し、運動パフォーマンスも向上する仕組みについても解説する。

## 高地トレーニングのメリット

伝統的な高地トレーニングでは、選手が高地に暮らし、高地でトレーニングを行う。酸素が少ない環境に体を慣れさせ、血液の酸素運搬能力を高めることが目的だ。現在でも、ケニアやエチオピアのランナーなど、高地に住むアスリートはこの方法でトレーニングを行っている。[12]

しかし、高地トレーニングには重大な欠点もある。酸素の少ない状況では抵抗が生まれるために、最大の運動量でトレーニングできないのだ。運動量が減るために、筋力が落ちるという結果になる。

高地トレーニングの利点を保ちながら、欠点を最小限に抑える方法として、テキサス大学のベンジャミン・レヴァイン博士とジェームズ・ストレイ＝ガンダーセン博士が、1990年代に「高地で暮らし、低地でトレーニングする」というモデルを開発した。[13]

標高2500メートルという中度の高地で生活し、トレーニングは標高1500メートル以下で行うという方法だ。高地に暮らすことで血液の酸素運搬能力を高め、低地でトレーニングすることで筋肉の運動量を減らさないという狙いがある。

レヴァインとストレイ＝ガンダーセンは、男女の学生長距離ランナー39人を対象に研究を行った。[14] 被験者のフィットネスレベルはだいたい同じだ。

ランナーは3つのグループに分けられる。

1　低地で暮らし（標高150メートル）、低地でトレーニング（標高150メートル）
2　高地で暮らし（標高2500メートル）、低地でトレーニング（標高1250メートル）
3　高地で暮らし（標高2500メートル）、高地でトレーニング（標高2500メートル）

グループ2の高地で暮らし、低地でトレーニングした選手は、赤血球の量が9パーセント増え、最大酸素摂取量は5パーセント上昇した。そして実際のパフォーマンスでは、5000メートルでタイムが平均して13・4秒速くなるというめざましい結果につながった。

全員を海面レベルに戻したところ、最大酸素摂取量と5000メートル走の両方が大きく向上したのは、「高地で暮らし、低地でトレーニング」のグループだけだった。彼らの記録が向上したのは、高地の環境に体を慣らすとともに、低地で強度を保ったトレーニングを行ったからだ。[15] また最大酸素摂取量の上昇も、一役買っているだろう。

ナショナルチームの長距離選手を対象にした調査でも、同じような結果になっている。標高2500メートルの高地で27日間トレーニングを行ったところ、参加した選手たちの3000メートル走の記録が平均して1・1パーセント向上した。

1・1パーセントぐらいはたいしたことはないと思うかもしれないが、わずかの差で勝敗が決まるトップアスリートの世界では大きな意味を持つ。しかもタイムが縮んだだけでなく、参加者の最大酸素摂取量も3パーセント向上した。[16]

## 高強度トレーニングのメリット

コーチやアスリートが注目するもう1つのトレーニング法は、高強度トレーニングだ。短時間だけ運動強度を最大まで上げ、極限まで体を酷使するという方法で、かなり過酷な内容になる。

運動強度による効果の違いについては、これまで数多くの研究が行われている。中強度トレーニングに比べると、この高強度トレーニングは、有酸素運動としても無酸素運動としてもより高い効果が認められる。

有酸素運動は持久力を高め、運動時に体に酸素が十分に行きわたるので長時間続けられる。一方の無酸素運動は、筋力やスピードを鍛えることが目的で、短時間のトレーニングでパフォーマンスの向上を目指す。

日本人科学者の田畑泉《たばたいずみ》が率いる研究チームは、中度から高度までさまざまな強度のトレーニングを比較するという研究を行った。

高強度のグループは、「タバタ式トレーニング」と呼ばれる手法でトレーニングを行った。一度に20秒間だけ、全力を出して最高の強度のエクササイズを行うという方法だ。

研究の結果によると、中度の有酸素運動を行うとたしかに持久力は向上するが、タバタ式トレーニングの場合は持久力も筋力も向上した。[17]

また別の研究では、イギリス・エクセター大学のスティーヴン・ベイリーが率いるチームが、高強度の短距離走トレーニングと、低強度の持久走トレーニングを比較し、酸素摂取量と筋肉の脱酸素化を計測した。

その結果、高強度のグループはＶＯ２キネティクス（止まった状態からいきなり全力で動いたとき、酸素供給量が運動量に追いつくまでの時間のこと）が速くなり、[18]高強度の運動にも耐えられるということがわかった。[19]

トレーニングによって動いている筋肉の酸素化が促進され、その結果として運動中の乳酸の生成が減り、エクササイズ後に回復にかかる時間も短くなる。

つまり高強度のトレーニングには、アスリートにとって次のような利点があるといえる。

・有酸素・無酸素の両方のエネルギー供給システムを向上させ、持久力、筋力、スピード、パワーを高める
・VO2キネティクスが速くなり、血液がよりたくさんの酸素を筋肉に運べるようになる
・高強度エクササイズへの耐性が高まる
・最高強度に満たない強度のエクササイズで、回復までの時間が短くなる
・運動時に乳酸の蓄積を抑える
・動いている筋肉の酸素化が向上し、より強度の高いエクササイズを長く続けられる

次のセクションでは、高地トレーニングと高強度トレーニングの両方のメリットを生かす方法を考えていく。

## 高地・高強度トレーニングの両方を生かす方法

本当の高地で行う高地トレーニングは、たとえばケニアなどの標高の高い国に暮らすアスリートなら手軽に行えるだろう。しかし、高い山でもせいぜい1000メートルほどしかないアイルランドのような国で暮らす者にとっては、そう簡単にできるものではない。

それと同様に、さまざまな事情で高強度のトレーニングが行えない人もいる。体力がない人や、呼吸器に不安がある人は、強度の高いトレーニングは向いていない。

しかし、住んでいる場所や健康状態に関係なく、誰もが高地トレーニングや高強度トレーニングを行える方法がある。それは、いつものトレーニングに息を止めるエクササイズを加えるという方法だ。次のような効果がある。

・脾臓から赤血球が放出され、有酸素パフォーマンスが向上する
・EPOが自然に生成される
・二酸化炭素への耐性が高まる
・精神的な備えができる
・回復期間が短くなる

・乳酸が減る
・水泳の技術が向上する
・安静時やケガでトレーニングを休んでいるときもフィットネスを保つことができる

わざわざ高地まで行かなくても、以上のような効果が手に入るということだ。

脾臓は血液の銀行の役割を果たす臓器だ。[20] 体から「酸素が足りない」という信号が出ると、脾臓は貯蔵していた赤血球を放出する。つまり脾臓は、血液のヘマトクリット値（血液中の赤血球の割合）と、ヘモグロビン濃度を正常に保つうえで欠かせない存在だということだ。

赤血球を放出し、血中のヘモグロビン濃度が上がると、運動時の筋肉により多くの酸素を送ることができる。医学的な理由によって脾臓を摘出した人たちを対象にした実験で、血液の構成を変えるうえで脾臓が重要な役割を果たしていることがわかった。

短時間だけ息を止めるエクササイズをくり返したところ、脾臓が正常に機能している被験者は、ヘマトクリット値とヘモグロビン濃度がそれぞれ6・4パーセントと3・3パーセント上昇したが、脾臓のない被験者は血液の構成がまったく変化しなかった。

わずか5回息を止めるだけでも、脾臓があるおかげで、血液の酸素運搬能力が飛躍的に向上するということだ。[21]

脾臓はまた、息を止めていられる時間とも関係している。

研究によると、素潜りの訓練をしたダイバーが息を止めていられる時間は、いちばん長くて143秒、訓練していないダイバーは127秒だ。[22] そして、脾臓を摘出した人たちは74秒だった。それだけでなく、訓練を受けたダイバーも、訓練を受けていないダイバーも、息を止めた後で脾臓の大きさが20パーセント減少していた。[23] つまり体内の酸素が減ったことに脾臓が反応し、急速に収縮したということだろう。

以上のことからわかるのは、息をくり返し止めると脾臓が収縮し、赤血球が放出され、血液の酸素運搬能力が向上し、結果として息を止める能力が向上するということだ。

加えて脾臓がもっとも大きく収縮した（つまり、血液の構成がもっとも大きく変わった）のは、限界まで息を止めた後だった。[24]

またこれまでの研究から、わざわざ水に潜らなくても、素潜りと同じ効果を得られるということもわかっている。[25] 水に潜って息を止める実験と、水に潜らずに息を止める実験の両方を行ったところ、ヘマトクリット値とヘモグロビン濃度の変化はほぼ同じだった。

要するに、脾臓の収縮が起こるのは顔を水につけたからではなく、息を止めたからだということになる。言い換えると、水に潜ったから脾臓から赤血球が放出されたのではなく、息を止めたことによって血中の酸素濃度が下がったのだ。

したがってダイバーや水泳選手ではなくても、息を止めることの利点を享受できる。

酸素アドバンテージ・プログラムの息を止めるエクササイズは陸の上で行うが、ダイバーと同じような効果が得られる。それはつまり、たとえ標高の低い場所であっても、息を止めるエクササイズを行えば、高地トレーニングと同じ効果があるということだ。

息を止めて血中の酸素が少なくなると、脾臓が刺激を受けて収縮し、赤血球を放出する。その結果、血液のヘマトクリット値とヘモグロビン濃度が上昇する。それによって血液の酸素運搬能力が向上し、有酸素能力が向上する。

加えて息を止めるエクササイズのもっとも大きな魅力は、誰でもできるということだ。それに激しい運動と違って、体に負担もかけない。限界まで息を止めるのを３回から５回くり返すだけで、ヘモグロビンの値が２から４パーセント上昇する。[26]

たいした増加ではないと思うかもしれないが、わずかの差で勝敗が決まるトップアスリートの世界では、どんな小さなアドバンテージでも役に立つ。

## 息を吐いてから息を止めるエクササイズの効果

息を止めることと脾臓の収縮に関する研究は、すべて息を吸った後で息を止めるという方法で行われている。そこで、なぜ酸素アドバンテージ・プログラムでは、息を吐いた後に息を止めるのかという疑問が浮かぶかもしれない。

説明しよう。息を吐いた後に息を止めると、血液の酸素飽和度が下がり、高地トレーニングの効果を再現できるのだ。私はこれまでに、何千人もの人を対象に息を止めた後の血中酸素飽和度を測定してきたが、息を吐いてから息を止めるのがいちばん血中酸素飽和度の変化が大きかった。

たいていの人は、4日から5日かけてトレーニングを行うと、息を止めた後の血中酸素飽和度は94パーセントほどまで落ちる。これは標高2500メートルから4000メートルに暮らすのと同じレベルだ。

息を止める前にゆっくりと息を吐くと、肺の中の空気が減り、二酸化炭素が早く蓄積してより強い反応が出る。息を吐くと息を止めていられる時間はたしかに短くなるが、息を吸ってから止めるよりも二酸化炭素の量が多くなり、ヘモグロビン濃度も10パーセントほど高くなる[27]。

血中の二酸化炭素が多くなると、脾臓の収縮もさらに大きくなる。その結果、赤血球の放出も増え、血液の酸素化も促進される[28]。

血中の二酸化炭素が増えると、ヘモグロビンの酸素解離曲線が正しい方向にシフトするという効果もある。ボーア効果のところでも説明したように、血中の二酸化炭素が増えると血液のｐＨ値が下がり、ヘモグロビンから酸素が放出されて組織に送られる。そして、血液の酸素飽和度がさらに下がる。

息を吐いてから息を止めるのは、一酸化窒素の利点を生かすという点でも有効だ。一酸化窒素が排出されず、肺の中に入るからだ。息を吐いてから息を止めると、鼻腔に一酸化窒素が蓄積される。そのため呼吸を再開したときに、蓄積された一酸化窒素が肺の中に吸い込まれる。[29]

## 息を止めることで酸素の運搬能力を強化する

すでに見たように、エリスロポエチン（ＥＰＯ）とは、血中の酸素濃度が低下すると腎臓から分泌されるホルモンだ。ＥＰＯの機能の１つは、骨髄の中で赤血球を成熟させ、その結果として筋肉に運搬される酸素を増やすことだ。[30] 息を止めると、ＥＰＯの分泌が促進され、血中の酸素が増えて運動パフォーマンスも向上する。[31]

息を止めるエクササイズによって体が酸素の少ない環境にさらされると、ＥＰＯの量は24パーセントも増えるとされている。[32]

息を止めることと、ＥＰＯ生成の関係を知りたかったら、睡眠中に息を吐いた後に自然に息が止まる「睡眠時無呼吸症候群」の患者を観察するのがいちばんの方法だ。[33]

病気の程度にもよるが、患者はたいてい10秒から80秒の間息を止めていて、この状態が多いときで1時間に70回ほど発生する。症状が出ている間は、血中酸素飽和度が通常の98パーセントから50パーセントまで下がる。そして血中の酸素レベルが下がると、EPOが20パーセント増える。

もちろん、睡眠時無呼吸症候群の症状と、息を止めるエクササイズの間には大きな違いがある。とはいえ、息を止める（意図的に止めるのであっても、そうでなくても）とEPOの増加につながる現象は、とても興味深い。

またEPOが増加すると、血液から筋肉に届けられる酸素の量も増加する。これは、先に紹介した違法な血液ドーピングと同じ効果だ。つまり息を止めるエクササイズには、パフォーマンス向上の効果があるということになる。それに睡眠時無呼吸症候群とは違い、息を止める長さやタイミングは、完全に自分でコントロールできる。

さらに血液ドーピングと違うのは、息を止めることによってつくられるEPOは、無料で、効果的で、それに合法だということだ。

## 息を止めると蓄積した乳酸が減少する

十分な燃料を供給せずに筋肉を動かすと、筋肉に乳酸がたまる。乳酸は少量であれば利点もあり、一時的なエネルギー源の役割を果たしてくれるが、乳酸が蓄積されると筋肉が焼けるような痛みに襲われたり、痙攣を起こしたりして、エクササイズの障害になる。ときには完全に動きを止めなければならないこともある。

アスリートを対象にした研究によると、息を吐いた後で息を止め、肉体を意図的に酸度の高い状態にすると、酸度への耐性が増し、その結果として競技中の疲労が抑えられるという[34]。たとえばサッカーは、90分間にわたって激しく動きながら集中力を保つことが要求されるため、疲労を避けることはチームの勝利に欠かせない要素だ。

私は最近、アイルランドの女子サッカーチームからトレーニングの依頼を受けた。監督のドン・オリオーダンが気にしていたのは、試合後半の残り15分で選手が疲れてしまうことだ。筋肉に疲労がたまると、動きが鈍くなり、集中力も失われる。

ある意味で、敵に勝利をプレゼントするのに最適の状態になるということだ。この疲労を克服するには、肉体だけでなく、精神も鍛える必要がある。

そして息を止めるエクササイズは、この両方を向上させる効果がある。

試合の状況を再現するために、チームの練習時間はたいてい試合と同じ長さだ。まずウォームアップを行い、続けて10分のランニング、それからゲーム練習と戦術の確認。最後の15分は、ドリルとインターバル・トレーニングを行う。たとえば、決まった距離をダッシュで往復するようなトレーニングだ。

ここに、酸素アドバンテージ・プログラムを無理なく組み込むために、元のルーティンに大きな変化は加えずに、新しい呼吸法を取り入れていくことにした。その結果、トレーニングの効果が上がっただけでなく、試合中の持久力とパフォーマンスでも向上が認められた。

まずトレーニングの最初に10分のランニングを行うとき、それまで口呼吸だった人は鼻呼吸に切り替えるように指導した。そして走りながら1分間に1回ほどのペースで息を吐いてから息を止め、中度から強度の息苦しさを感じたら呼吸を再開する。

試合形式の練習には変化を加えない。鼻呼吸に切り替えたばかりの時期は、体に余分な負荷がかかるからだ。運動能力が一時的に落ち、足の筋力が弱くなることもあるかもしれないため、鼻呼吸を取り入れるのは最初の10分のランニングと、最後の15分のインターバル・トレーニングだけだ。

そもそもこのチームには、試合の最後の15分で選手が疲れるという問題があったので、トレーニングの最後の15分で鼻呼吸に切り替えるのはかなりきつかったようだ。

口を閉じたまま全力でダッシュをくり返すのは、簡単なことではない。初回のセッションで2人の選手が軽い頭痛を訴えたが、チーム全体としては問題なく適応できた。そして練習を重ねるうちに、すべての選手が鼻呼吸の負荷に慣れたので、さらにレベルを上げて息を止めるエクササイズに進むことにした。

このエクササイズはさらに強い息苦しさを経験するが、疲労が始まるのを遅らせる効果がある。

## 重曹《じゅうそう》を摂取すると持久力と筋力が向上する

息を止めるエクササイズで疲労の始まりを遅らせることができるのと同じように、「重曹」というアルカリ性の物質にも、血液の酸度を下げて持久力を上げる効果がある。

一般の家庭の台所にあるような重曹にそんな力があるなんて、かなり意外なのではないだろうか。しかもそれだけでなく、呼吸の量を減らして、ＢＯＬＴスコアを向上させる働きもあるのだ。

重曹は塩の一種であり、天然のミネラルウォーターに溶け込んでいる。常備している家庭も多く、料理の材料から掃除まで、幅広い用途で活用されている。その重曹を体内に摂取すると、血液のｐＨ値を正常に保つ働きをする。市販されている胃酸を抑える薬に含まれていることも多い。

自然医学の第一人者であるジョゼフ・マーコーラ医師によると、重曹は潰瘍、虫刺され、歯周病などにも効くという。[35] 運動パフォーマンスの向上という点でも、長年にわたって重曹の研究が行われてきた。

高強度のトレーニングを行うと、筋肉に送られる酸素の量が減り、筋肉に乳酸がたまって疲労を覚える。[36] そこで重曹を摂取すると、筋肉の乳酸を減らして血液のｐＨ値を正常に保つことができる。[37] 高強度のトレーニングによってたまった酸がアルカリ性の重曹によって中和され、その結果、持久力と筋力が向上するのだ。

重曹はまた、息を止めていられる時間を長くするという効果もある。

本書でくり返し述べているように、息を止めていられる時間が長くなると、運動中の息切れが軽減されるという利点があり、最大酸素摂取量も向上する。そこでトレーニングの前に重曹を摂取すると、息を止めていられる時間が8・6パーセント長くなるということがわかっている。[38]

水泳選手の場合、泳ぐ前に重曹を摂取すると、タイムトライアルで記録が数秒縮まり、血液のｐＨ値も正常に保たれる。水泳と重曹に関する研究によると、高強度のインターバル・トレーニングで重曹は緩衝材《かんしょうざい》の役割を果たすため、トレーニング前に重曹を摂取することによってトレーニングの強度を上げることができ、全体の水泳パフォーマンスも向上する。[39]

以上のような研究のすべてに共通しているのは、エクササイズの前に重曹を摂取すると、酸性に傾いた血液が中和されるということだ。

その結果、次のような効果が認められる。

・持久力が向上する
・息を止めていられる時間が延びる
・息切れが減る
・出せる力の平均値が高くなる

重曹は料理や掃除に使う身近なものであり、それに副作用もない。それを考えると、かなり優秀であるといえるのではないだろうか。

### ・重曹を摂取する方法

正しい呼吸法を身につけ、息を止めていられる時間を延ばす目的で重曹を摂取するなら、次の方法が効果的だ。私もこのレシピを愛用している。あなたも自分で試してみて、効果を実感してもらいたい。

重曹を摂取するのは、トレーニングの1時間ほど前が適している。トレーニングで慣れたら試合前にも重曹を摂取するといいだろう。

ただし摂りすぎは禁物だ。

また念のために、事前に医師に相談してもらいたい。

・**重曹**……小さじ2分の1
・**アップルサイダービネガー**……大さじ2

1　コップに重曹を入れる
2　そこにアップルサイダービネガーをそそぎ、1分ほど（または重曹が完全に溶けるまで）かき混ぜる
3　できあがった液体を飲む（少し酸っぱい味がする）

このとおり、簡単なものだ。あるいは、市販されている炭酸水を飲むという方法もある。炭酸水を飲むなら、炭酸水でない普通の水も十分に飲むことを忘れないように。1日に必要な水分量を守るようにしよう。尿の色を見れば、水分が足りているかどうかがわかるだろう。色が濃すぎるなら水分が足りず、1日を通してずっと透明なら水分が多すぎるということだ。

水を飲みすぎるのは、おそらく水分が少なすぎるのと同じくらい体に悪影響がある。つまり、バランスが大切だということだ。

つい最近まで、水中毒、または低ナトリウム血症という現象は、ほとんど知られていなかった。医学的にもどんな症状なのかよく理解されていなかった。ほとんどの人は、トレー

ニング中とトレーニング後に、水分を補給することは大切だと知っている。しかし、だからといって水を飲みすぎると、危険な副作用がある。

特にマラソン選手は、トレーニング中も試合中も水（またはスポーツドリンク）を飲みすぎることで知られている。水を飲みすぎると、体内のナトリウム濃度が危険なレベルまで下がり、脳が膨張するのだ。[40] 2002年、ボストンマラソンの選手を対象に調査した結果、被験者の13パーセントでナトリウム濃度の低下が見られた。重大な病気につながるか、場合によっては死亡する危険もあったという。[41]

その2002年のボストンマラソンで、28歳のシンシア・ルチェロがレース中に倒れて死亡した。レース中に水分を摂りすぎたことによって体にさまざまな不調が出て、最終的に死にいたったというのだ。[42]

この悲劇を受けて、マクリーン病院のアーサー・シーゲル医師は、ランナーはレース前に体重を量ってゼッケンに体重を書いておくことをすすめている。[43] レース中に具合が悪くなったら、体重を量り、もしレース前より減っていたら脱水症状と判断できる。逆に体重が増えていたら水分の摂りすぎであり、すぐにレースをやめて水を飲むのもやめるべきだ。

# Chapter 7 低地にいながら高地トレーニングをする

１９４０年代から50年代に活躍した伝説のチェコ人ランナーのエミール・ザトペックは、『ニューヨーク・タイムズ』紙から「史上最高の長距離選手の１人」と呼ばれているが、彼もまた息を止めるエクササイズをトレーニングに組み込んでいた。[1]

ザトペックは小柄な選手で、身長は１７３センチ、レース時の体重は63キロだった。しかし、自身で開発したトレーニング方法によって、ライバルに差をつけることに成功した。それは、息を止めるエクササイズとインターバル・トレーニングだ。

彼は毎日の通勤で、ポプラの街路樹が植えられた道を歩く。最初の日、彼は４本目のポプラの木まで息を止めて歩いた。[2] そして２日目は、５本目のポプラの木まで息を止めて歩く。[3]

そうやって息を止めて歩く距離を、1日にポプラの木1本分だけ増やしていき、最終的にはポプラ並木の終わりまで息を止めて歩くことができるようになった。

息を止めすぎて気を失ってしまったことも一度あるという。ここまで極端にやる必要はないが、現代のランナーが息を止めるエクササイズを取り入れるはるか以前から、伝説のランナーがすでに行っていたというのは興味深い事実だ。

本書の息を止めるエクササイズでは、中度から強度の息苦しさを感じるまで息を止めることを推奨している。なぜなら、それがもっとも効果の高い方法だからだ。

ただし息を止めている間は、自分の感覚につねに注意を払ってもらいたい。息苦しさが強くなったら、限界までがまんせずに呼吸を再開すること。呼吸再開から2、3回の呼吸で通常のペースに戻るのが望ましい。それ以上必要なら、がまんしすぎている証拠だ。

過去13年間で、喘息など呼吸器に問題のある数千人の子供が私の教室に参加し、呼吸法の指導を受けた。下は4歳の幼い子供たちが、それぞれの目的に応じて息を止めるエクササイズを行った。たとえば、鼻づまりを治す、咳を止めるといった目的だ。または、呼吸の量を改善するために、できるだけ息を止めているという方法を用いた子供もいる。

大人は息を止めることに最初は不安を覚えるが、子供は水に潜るのと同じだと考えるので抵抗がない。一度に指導するのは通常は5人か6人のグループで、年齢は4歳から15歳だ。

初心者は、まず息を止めて10歩あるくというところから始める。それを3、4回くり返したら、今度は5歩ずつ増やしていく。最終的に、子供たちが息を止めるということに慣れ、中度の息苦しさを感じるまで歩数を増やす。たいていの子供はこのエクササイズをすぐにマスターし、他の子供たちとゲーム感覚で競争を始める。

目標は、最初のセッションで息を止めて30歩まで歩けるようになることだ。そして週に10歩ずつ増やしていく。なかには、2、3週間という短い期間で80歩まで伸ばせる子供もいる。プロのアスリートでもこれには感心するだろう。

私の経験からいえば、80歩まで伸ばすことができれば、鼻づまり、咳、息がゼーゼーいう、運動誘発性喘息などの症状は完全に消えている。

これから紹介する酸素アドバンテージ・プログラムの「息を止めるエクササイズ」は、低地にいながら高地トレーニングと同じ効果が期待できる。それだけでなく、いつものエクササイズをしながら、高強度のエクササイズと同じ効果が期待できる。

どのエクササイズも、「低酸素」と「高炭酸（二酸化炭素が多い）」の状態をつくり出す。低酸素と高炭酸を組み合わせると、体に以下のような重要な変化が起こる。

・二酸化炭素への耐性が高くなる

・持久力が高まる
・筋肉に乳酸が蓄積することによる疲労や不快感が軽減される
・血液の酸素運搬能力が向上する
・効率よく呼吸できるようになる
・最大酸素摂取量が向上する

簡単なテクニックを日々のトレーニングに組み込むだけで、息を止める能力がすぐに向上するだろう。そして、トレーニングでも試合でも効果を実感できるようになるはずだ。

## 効果を確認しながらエクササイズをする方法

息を止めるエクササイズをする際、効果を最大にするために「パルスオキシメーター」という血液の酸素飽和度を測る器具を使うことをおすすめする。これは便利な器具で、しかも小さいので指先に取りつけるだけでいい。安いものも出ているが、NONINなどの信頼できるブランドの製品のほうがより正確に測れるだろう。

パルスオキシメーターを使う大きな利点の1つは、効果が数字になって表れるためにモチベーションが上がることだ。たとえば息を止めるエクササイズを行うと、血液の酸素飽和度が下がるのがすぐにわかる。

それに加えて、やりすぎ防止の役割も果たしてくれる。血中酸素飽和度が80パーセント以下になったら、それはやりすぎなので、すぐに中断して呼吸を再開することが大切だ。

すでに見たように、低地における血中酸素飽和度の正常値は95から99パーセントだ。これが94パーセント以下になると、息を止めるエクササイズの効果が現れる。

最初のうちは息を止めても、酸素飽和度はそれほど下がらないかもしれない。しかし練習を重ね、強い息苦しさにも耐えられるようになると、酸素飽和度がかなり下がるようになる。それまでにかかる時間はわずか数日だ。

息を止めるエクササイズの効果は、2つの要素によって決まる。1つはトレーニング中の血中酸素飽和度で、もう1つは低酸素の状態にさらされる時間だ。

しかしここで大切なのは、ゆっくりと確実に進歩すること。息を止めるエクササイズで最大の効果を上げるコツは、最初からがんばりすぎないことだ。

まずは中度の息苦しさを感じるぐらいにとどめ、それを2、3回くり返したら、だんだんと息を止める時間を延ばしていく。こうすれば呼吸のコントロールを失わず、より効果的なエクササイズができる。そしてBOLTスコアが向上すれば、より強い息苦しさをがまんできるようになる。

そうなれば、血中酸素飽和度も94パーセント以下に下がってくるだろう。

## 低地で歩きながら息を止めるエクササイズ

まず紹介するのは、簡単なウォーキングのエクササイズだ。これを10分から15分行うだけで、高地トレーニングと同じ効果を上げることができる（私は、これを「疑似高地トレーニング」と呼んでいる）。このエクササイズの利点は、場所と時間を選ばないことだ。またケガで通常のトレーニングができないときでも、このエクササイズならできる。

すべての強度の高い運動に共通していえることだが、このエクササイズも食事から2時間以上空けて行うことが大切だ。食後すぐのジョギングがよくないように、呼吸のエクササイズも空腹時に行うほうがいい。食後すぐだと気分が悪くなるだけでなく、食べたものを消化するために呼吸が増えるので、エクササイズの効果が小さくなるからだ。

このエクササイズでは、歩きながら息を止める。最初の2回か3回の息止めでは、酸素の少ない状態に体を少しずつ慣らすために、中度の息苦しさを感じた時点で呼吸を再開すること。それ以降は、やや強い息苦しさを感じるまでがまんする。

脈波伝播時間（心臓の拍動が手足の先まで届く時間）にはずれがあるため、血中酸素飽和度の低下は、息を止めている最中ではなく、呼吸を再開した直後に起こるのが一般的だ。そのため、エクササイズの効果を最大化するには、息止めが終わってからの15秒間は呼吸を最小限にする。

パルスオキシメーターがあれば、血中酸素飽和度が下がるのを数字で確認できる。血中酸素飽和度が下がっていれば、高地トレーニングの再現に成功したということだ。

**・歩きながら息を止める**

1分間普通に歩いたら、鼻からゆっくり息を吐いて鼻をつまんで息を止め、中度から強度の息苦しさを感じるまで息を止めたまま歩く。そして鼻から手を離し、鼻で息を吸い、15秒間は呼吸を最小限にして通常の呼吸に戻す。

**・30秒歩き、それをくり返す**

鼻呼吸をしながら30秒ほど歩き、鼻からゆっくり息を吐いて鼻をつまんで息を止め、中度から強度の息苦しさを感じるまで息を止めたまま歩く。そして鼻から手を離し、最小限の鼻呼吸を15秒続けて通常の呼吸に戻す。

**・息止めを8回から10回くり返す**

歩きながら、1分間に1回ぐらいのペースで息止めをくり返す。息を止め、中度から強度

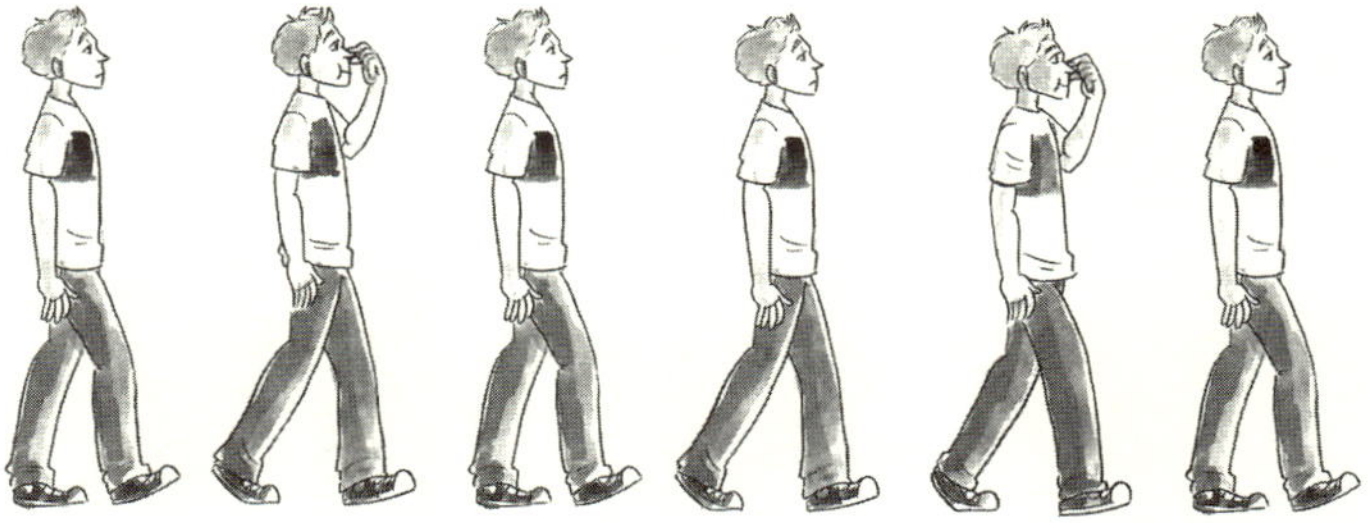

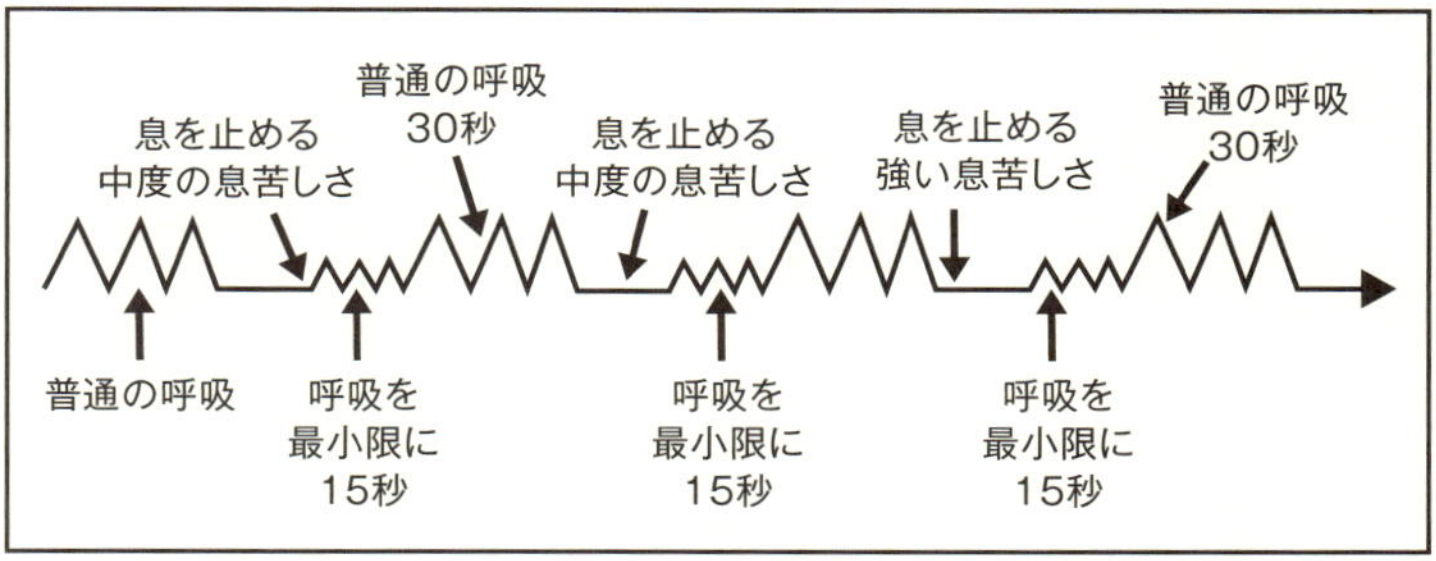


の息苦しさを感じたら呼吸を再開し、最小限の呼吸を15秒続ける。これを歩きながら8回から10回くり返す。

すべて行うと12分ぐらいかかる。このエクササイズを行うと、少ない酸素でたくさん活動できる体を効率的につくることができる。最初のうちは、息を止めて歩くのは20歩から30歩が限界かもしれない（喘息持ちの人はもっと短いだろう）。

息を止めて歩く歩数が増えていくと、息苦しさも軽度から中度、強度へとだんだん強まっていく。息苦しさが強くなると、お腹と首にある呼吸筋が収縮したり、痙攣したりするが、この収縮は横隔膜にとっていい運動だ。いちばん重要な呼吸筋である横隔膜を鍛えることができる。

長く息を止め、呼吸筋が痙攣するのを感じたら、意識して体をリラックスさせる。息を止めている間は体の筋肉の力を抜く。こうすると、少ないストレスで息を止めていられる時間を延ばすことができる。

このエクサイズをくり返していれば、数週間もすると、息を止めたまま80歩から100歩ほど歩けるようになっているだろう。体に負荷をかけることなく、息を止める能力を伸ばすことができる。

しかし、やりすぎてはいけない。呼吸を再開したときに、3回から4回の呼吸で通常の呼吸に戻れるのが理想的だ。ある程度の無理をすることは必要だが、体に負荷をかけすぎてはいけない。

何らかの副作用、たとえば呼吸を再開しても脈拍がなかなか普通のペースに戻らないなどの症状があったら、強い息苦しさを感じるエクササイズは控えたほうがいい。その代わりに安静時も運動時も軽い呼吸を心がけるだけでも、健康と運動能力の向上に効果がある。

息を止めるエクササイズは、ジョギングやランニング、自転車にも組み込むことができる。ジョギング中は、歩いているときほど長く息を止めていられないかもしれないが、血中の二酸化炭素の濃度は歩いているときよりも高くなるので、エクササイズの効果は高くなる。

いつものトレーニングに息を止めるエクササイズを加えると、トレーニングの負荷が高まり、激しいトレーニングと同じ効果が得られる。

## ジョギングやランニングで息を止めるエクササイズ

ジョギング、またはランニング中に息を止めるエクササイズを行う方法を説明しよう。

**・走りながら息を止める**

走り始めて10分から15分たち、体が温まって汗が出てきたら、ゆっくりと息を吐いてから息を止める。中度から強度の息苦しさを感じるまでそのまま息を止める。息を止めていられる時間は、走る速さとBOLTスコアによって違うが、だいたい10歩から40歩になるだろう。

**・1分間普通に走り、また息を止める**

呼吸を再開したら、呼吸がだいたい普通に戻るまで鼻呼吸で走る。だいたい1分ぐらいかかる。

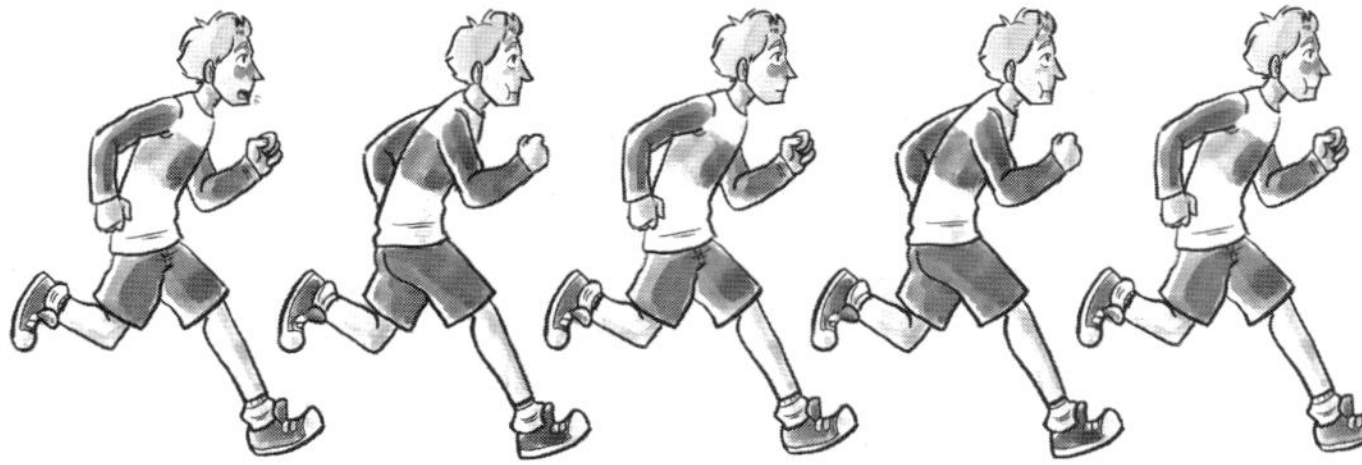

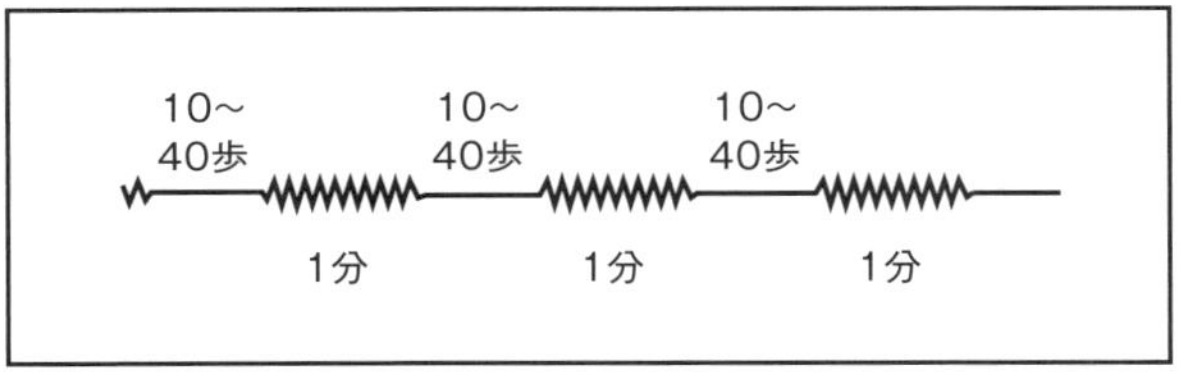


**・息止めを8回から10回くり返す**

走りながら息を止めるエクササイズを8回から10回くり返す。呼吸を再開したら、1分ほど普通に鼻呼吸をする。息を止めるときに、がまんしすぎないように注意すること。呼吸を再開してから2回以内の呼吸で普通のペースに戻れるのが望ましい。

このエクササイズはきつすぎると感じるなら、または息を止めた後で普通の呼吸になかなか戻らなかったら、BOLTスコアが最低でも20秒になるまではエクササイズを中止する。

## 自転車で息を止めるエクササイズ

自転車に乗っているときも、同じような息を止めるエクササイズを行うことができる。

・体が温まったら、息を吐いてから息を止める（ペダルを5回から15回こぐ間）
・鼻で呼吸を再開し、そのまま1分間ほど走り続ける
・このエクササイズを8回から10回くり返す

## 水泳で息を止めるエクササイズ

水泳は、呼吸が自由にできない唯一のスポーツだ。顔が水につかっているのはもちろん、水圧によって呼吸がしづらくなるという理由もある。水泳中は口呼吸のほうがむしろ適している。鼻呼吸にすると水を吸い込む危険があるからだ。

水泳に息を止めるエクササイズを組み込むには、息継ぎの回数を減らすという方法がある。息継ぎの間のストロークの回数を、3回、5回、7回と少しずつ増やしていくのだ。

元オリンピック水泳選手で、トライアスロン選手のシェイラ・タオルミーナも、このエク

ササイズをトレーニングに取り入れていた。タオルミーナは2000年のシドニーオリンピックに出場し、1・5キロスイムでもっとも速いタイムを記録した。

彼女に書簡で質問したところ、呼吸を減らすトレーニングのおかげで、水泳選手は少ない酸素でたくさん泳げるようになるという。

しかし安全を守るために、限界まで息を止めているのは厳禁だ。[4]

息を止めるエクササイズは血液に作用するだけでなく、泳ぐ技術の向上にもつながる。水泳選手が息を止めるエクササイズをトレーニングに取り入れたところ、最大酸素摂取量が向上しただけでなく、1回のストロークで進む距離も伸びたのだ。[5]

自由形の場合は横を向いて息継ぎをするので、息継ぎのたびにスピードが落ちるという問題がある。BOLTスコアが伸びると息継ぎの回数が減るので、スピードのロスも減るという結果になる。

## 息を止めるエクササイズ上級編

低地における血中酸素飽和度の正常値は、95パーセントから99パーセントだ。

低酸素トレーニングで効果を出すには、血中酸素飽和度を94パーセント以下に下げる必要がある（90パーセントを切るのが理想的だ）。

効果が出るかどうかは、２つの要素で決まる。[6] １つはトレーニング中の血中酸素飽和度であり、もう１つは低酸素の状態にさらされる時間の長さだ。血中酸素飽和度が90パーセント以下の状態を１分から２分続けると、ＥＰＯの生成量が劇的に増える。[7] この状態は、次に説明するエクササイズで簡単に達成できる。

なお、このエクササイズを行う前に必ず医師に相談すること。このエクササイズを行ってもいいのは、健康状態、フィットネスともに完璧で、ＢＯＬＴスコアが30秒以上あり、激しい運動に慣れている人だけだ。

言い換えると、このエクササイズをしたいのなら、かなり息苦しい状態に慣れている必要があるということだ。

次のいずれかに当てはまるなら、このエクササイズを行ってはいけない。

・激しい運動をする自信がない
・具合が悪い
・ＢＯＬＴスコアが30秒に満たない
・定期的に運動していない

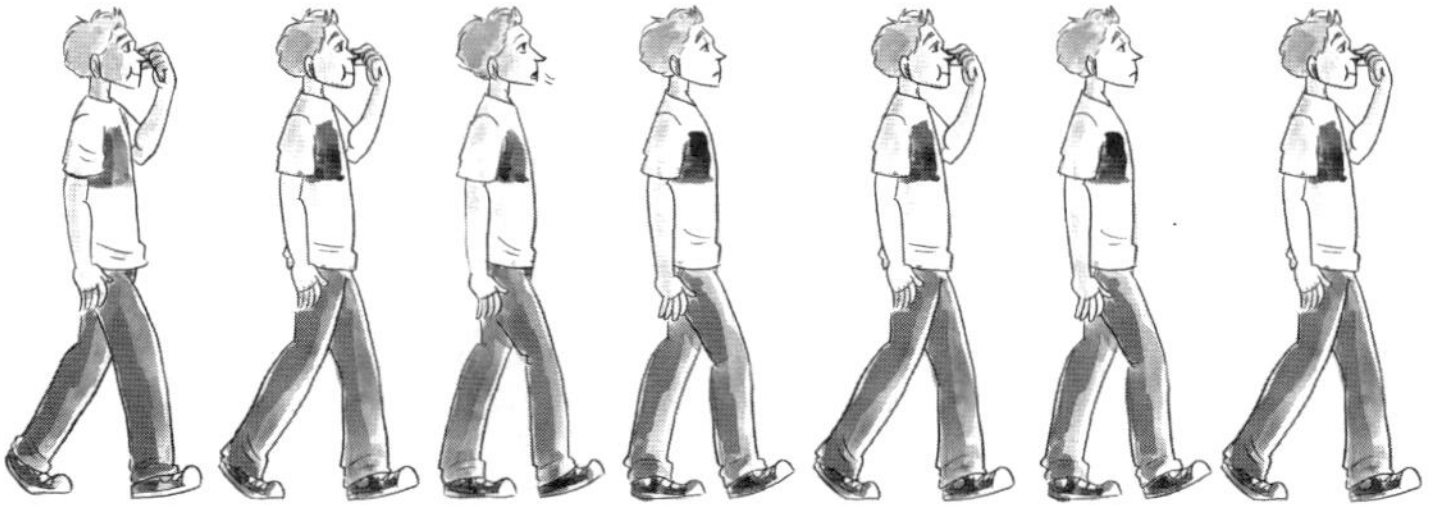

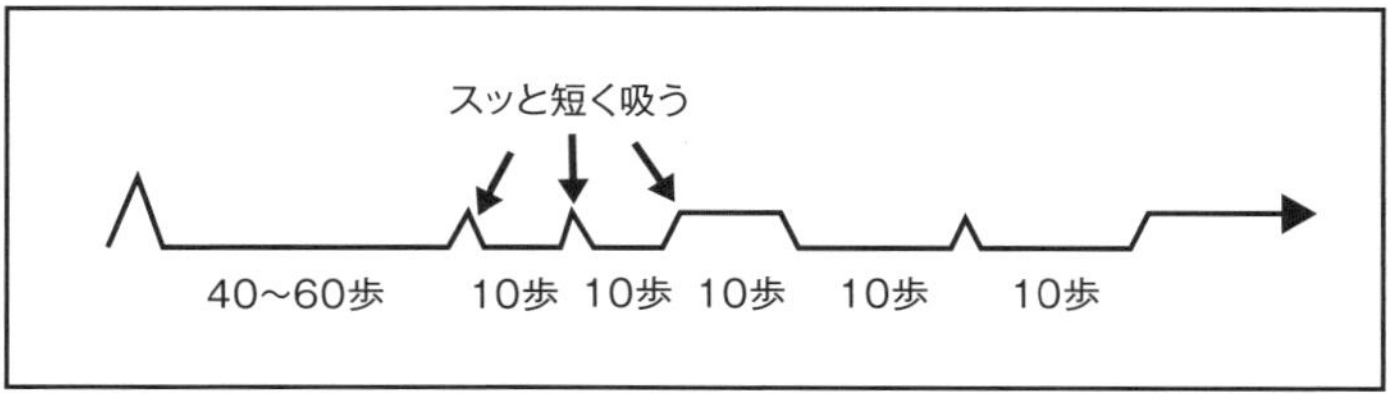


この上級編のエクササイズの目的は、血液の成分構成を調整し、酸素と二酸化炭素のレベルを変えることだ。

私は自分でも、このエクササイズを何百回と行っている。

このエクササイズを行うときは、次ページのガイドラインに従って正しい方法で実施し、起こるかもしれない副作用についても確認しておいてもらいたい。

・エクササイズ中は正しく測れる質の高いパルスオキシメーターを使う（血中酸素飽和度を94パーセント以下まで下げたことを確認し、さらに80パーセントを切るほど下がりすぎないようにするためだ）
・このエクササイズは空腹時に行う（少なくとも食事から3時間は空ける）
・最初に息を止めるときは40〜60歩、または中度から強度の息苦しさを感じるまで歩く
・最初の息止めが終わったら、次からは5歩から10歩歩くごとに息を止める
・それぞれの息止めが終わったら、鼻から息を吐くか、またはスッと鼻で小さく息を吸ってまた息を止める
・スッと小さく息を吸うというのはお酒をちびちび飲むぐらいの感覚で、1回にごく小さく息を吸う（ここでの目的は、緊張を取り除くことであって、体に空気を取り込むことではない。通常の呼吸の10パーセントぐらいの量にする）
・息苦しさが強くなると、横隔膜の収縮も強くなる（息苦しさが増してきたら、体がリラックスするように意識する）
・息止めをくり返す間、血中酸素飽和度は下がっていく
・パルスオキシメーターから目を離さず、80パーセントを切らないように注意する
・息苦しさをある程度がまんすることは必要だが、負荷をかけすぎない
・息苦しさが強くなりすぎたら少しだけ大きく呼吸し、引き続き体のリラックスを心がける

・このエクササイズを1分から2分続ける

このエクササイズの目的は、ある程度の強さの息苦しさを感じる状況をつくることで血中酸素飽和度を下げ、その下がった状態を30秒から2分間保持することだ。

ここでの注意は、血中酸素飽和度が80パーセントを切らないようにすること。91パーセント未満の状態をおよそ24秒保持すると、ＥＰＯは最大で24パーセント増加する。保持する時間を１３６秒まで延ばすと、ＥＰＯは36パーセント増加する。

# Chapter 8

# 鼻呼吸で集中力を高め意図的にゾーンに入る

1974年に行われたモハメド・アリ対ジョージ・フォアマンの試合は、20世紀最高のボクシングの試合の1つとの呼び声も高い。「キンシャサの奇跡」という名前でも有名だ。

当時、フォアマンは無敗の現チャンピオンで、挑戦者のアリはピークを過ぎた元チャンピオンだ。アリの勝利を予想した人はほとんどいなかった。フォアマンのほうが若く、体も大きく、あの時点で世界最強と目されていたからだ。それまでの対戦相手は、すべて3ラウンドももたずに倒されている。

しかしアリには、スピードと体力以外の武器があった。心理戦術で優位に立ったのだ。試合の序盤で、アリはわざとロープに寄りかかり、相手のパンチを誘って腕でガードしていた。無駄なパンチを打たせて疲れさせるためだ。

第7ラウンドに入るころ、アリは疲れたフォアマンをからかい、挑発した。

「お前にはパンチがあるんじゃなかったのか？　その程度かよ、ジョージ」

そして第8ラウンド、アリは勝機を見つけ、逃さなかった。まずは強い左フック、そして右の一撃だ。疲労とイライラで弱っていたフォアマンは、マットに倒れた。カウントナインでなんとか起き上がったが、レフェリーはそこで試合を止めた。

心理戦術の達人であるモハメド・アリが、ノックアウトで勝利を収めたのだ。この結果を予想した人はほとんどいなかった。


試合の時点では、たしかにフォアマンのほうが実力は上だったが、アリが巧みな心理作戦でフォアマンをいらだたせ、集中力を失わせた。そしてフォアマンが思わずカッとなったところで、アリがチャンスを逃さずパンチを決めた。

対戦相手をゾーンから引きずり出すことで、アリは自ら勝機をつくり出し、世紀の大番狂わせを実現させたのである。アリはただ、相手の集中力を乱しただけだ。

だが、ときにはたったそれだけで、試合の結果が大きく変わることもある。スポーツの敗戦は、スキルや体力の不足よりも、自分自身の思考が原因であることが多い。たいていのアスリートは、実力が出せなかった試合をふり返り、「気持ちが入っていなかった」というような説明をする。「フロー」の状態になるために精神を鍛えるのは、肉体を鍛えるのと同じくらい大切なのだ。アスリートなら誰でも知っていることだが、たった1つの思考が、目の前のタスクを遂行する妨げになることもある。

しかしフローの状態にあると、無駄な思考は頭に入ってこない。流れに乗って、最高の力を出しているだけだ。目の前のことだけに集中し、それ以外のことはまったく考えない。

## ゾーンに入ると極限まで集中力が高まる

「フロー」という概念を提唱したのは、心理学者で、元シカゴ大学心理学部長のミハイ・チクセントミハイだ。チクセントミハイによると、フローとは、「ある活動に完全に没頭し、ただその活動のためだけに動いている状態」だ。

「自意識は完全に消滅し、時間はあっという間に流れる。すべての行動、動き、思考が自然に流れる。まるでジャズの即興演奏のようだ。自分の全存在がその活動に入り込み[1]、自分の能力をフルに発揮している」

この精神状態は、「ゾーンに入る」と表現されることもある。フローは極度に集中力が高まった状態であり、目の前の状況に完全に入り込んでいる。フローの状態になると、自分と自分が行っている活動の間に、壁はまったく存在しない。選手とゲームが1つになる。

エゴ（つまり、自分で創作した自分についてのウソの物語）は置き去りにされ、意識的な思考も消える。自意識はすべて消え、完全に集中した状態になる。フローの状態に入ると直感と本能がすべてを支配し、正しい動きが自然に発生して集中力が極限まで高まる。

あなたもきっと、今までにフローを経験したことがあるだろう。目の前のことに集中し、それ以外のことはすべて忘れている状態だ。スポーツ、執筆、絵を描く、音楽、演劇など、クリエイティブな活動に没頭していると、気づかないうちに何時間もたっていることがある。ダンサーとダンスが1つになる。画家と描画が1つになる。ランナーとレースが1つになる。

武道の世界でも、武道家は長年にわたる訓練によって完璧な動きを身につける。ある動きがくり返されるたびに、脳に情報が蓄積され、筋肉が動きを覚える。そして最終的に、何も考えなくても体が自然に動くようになる。つまり、体が動きを知っているということだ。

そのとき思考は何もせず、ただ体に道を譲るだけでいい。試合中の展開の速い状況では、思考が入り込む余地はない。思考はただじゃまになるだけだ。パフォーマンスがピークの状態にあるアスリートは考えない。ただ直感に従って動く。

筋肉に蓄えられた記憶によって、体が自然に動く。そして目の前のタスクに100パーセント集中する。ゾーンに入ると、何も考えなくても体が自然に反応する。直感が思考を乗っ取り、正しい行動が自然に発生する。

## 現代は集中力が続かない注意欠陥の時代

ゾーンとはつまり、何も考えずにプレーできる状態だ。精神が静まりかえり、じゃまな思考が消え去ると、自分が今している活動に完全に没頭することができる。

余計なことを考えずに集中する能力は、何らかの目的を達成するうえで欠かせない資質だ。余計なことを考えると集中力が失われ、目の前のタスクを完璧に遂行できなくなる。

たとえば余計なことを考えながらこの本を読んでいる人は、ただページを眺めているだけだ。関係ない考えが次から次へと浮かんできて、本の内容はまったく頭に入らない。目は文字を追っているかもしれないが、頭は違う。ページの最後まで読んでも、内容はほとんど覚えていないだろう。

現代に生きる私たちは、SNSを使って人と交流したり、ゲームをしたり、ネットサーフィンをしたりする時間が増えているために、集中力の持続時間が短くなっている。

雑誌『ワイアード』創刊時の編集長で、インターネット文化に詳しいケヴィン・ケリーによると、現代は注意欠陥の時代だという。会話はプレゼンテーションに変わり、対話はモノローグに変わった。私たちはもう、目の前にいる相手に全神経を集中することはない[2]。

それどころか、自分の呼吸にも、自分の精神状態にも無頓着だ。

マサチューセッツ工科大学（ＭＩＴ）のテッド・セルカーも、ケリーと同じ考えだ。インターネットがあまりにもたくさんの選択肢を提供してくるので、私たちは、あれを見たりこれを見たりすることに時間の大半を使っている。その結果、集中力の持続時間が短くなり、注意欠陥という悪い習慣が身についてしまったのだ。セルカーによると、ネットサーフィンをしているときの集中力はわずか９秒しかもたないという。[3]

先日、『ニューヨーク・タイムズ』紙にびっくりするような記事が載っていた。アップル創業者の故スティーヴ・ジョブズは、自分の子供にｉＰａｄを与えなかったという。[4]ジャーナリストのニック・ビルトンとのインタビューで、子供はアップル製品が気に入っているのかと尋ねられると、ジョブズは「うちの子供は使ってないよ。わが家では子供に与えるテクノロジーを制限しているんだ[5]」と答えた。

ジョブズの同業者で、同じ考えの人はたくさんいる。自分の子供に対して、ネットやゲームの時間を厳しく制限しているのだ。やりすぎの影響を知りすぎるほど知っているからだろう。ネットやゲームの中毒のような状態になると、現実の世界から切り離されてしまう。人との交流が少なくなり、頭ばかりが活発に動いている状態だ。

過活動の状態にある脳は、集中力も生産性も下がる傾向がある。それに加えて、ストレスが大きくなり、抑うつ状態になりやすい。そういったことは、すべて精神疾患の原因になり、全体的な生活の質を低下させる。

精神をコントロールし、落ち着かせる能力はとてつもなく重要だ。

## 瞑想することで意図的にゾーンに入る

精神を落ち着かせる方法は、ＢＯＬＴスコアを伸ばすこと、瞑想をすること、そして自分の精神の動きに自覚的になることだ。それ以外に方法はない。

人類は数千年前から、瞑想という方法で騒がしい精神を落ち着かせてきた。瞑想をすると、自分の思考や感情に対して自覚的になり、くり返し浮かんでくる無駄な思考を減らすことができる。

プロサッカー選手のライアン・ギグスは、１９９０年から91年のシーズンに初めてマンチェスター・ユナイテッドでプレーした。ギグスはイギリスのサッカー史に残る名選手であり、プレミアリーグ優勝13回、ＦＡカップ優勝４回、リーグカップ優勝３回、チャンピオンズリーグ優勝２回を経験した。そして40歳になってもプレミアリーグでプレーを続けていた。同年代の選手のほとんどは、すでに引退している年齢だ。

彼の成功の秘密は何か？　ギグス本人によると、長く現役を続けられた理由は「セルフ・アウェアネス（自己を正しく認識すること）」だという。

「自分に集中することはとても大切だ。たとえ1日に1時間のストレッチと瞑想だけでもかまわない」[6]と、ギグスは言う。

どんなスポーツでも、直感的にプレーするには完全にゾーンに入る必要がある。正しい動きが自然に生まれ、競技と選手が1つになる状態だ。

映画『バガー・ヴァンスの伝説』のなかで、ゴルフの名コーチが、完璧なスイングとは「過去、現在、未来のあらゆるものと一体になること」だと言っている。[7]この境地に到達し、直感的な知性にアクセスするには、精神を静かにする方法を身につける必要がある。直感的知性は、学ぶものではなく、経験するものだ。

大きな変化や成功を実現した人は、みな直感的な知性にアクセスできた。何の訓練もせずにできる人もいれば、訓練が必要な人もいる。直感的な知性の持ち主として、まず思い浮かぶのはスティーヴ・ジョブズだろう。伝記を書いたウォルター・アイザックソンとのインタビューで、ジョブズはインド人の直感について話している。インドでは、合理的な分析に頼る欧米とは違い、直感で物事を決めることが多いという。[8]

ジョブズ自身は、欧米型の理性的な知性よりも、直感的な知性のほうが大きな力があると信じていた。ジョブズは夢想家だった。論理に頼らず、静かな精神を使って普遍的な知性のパワーにアクセスしていた。この直感と創造性が、iPhone、iPad、Macを生み出したのだ。

ひと昔前までは、瞑想というとあまりいいイメージは持たれていなかった。ヒッピーのお遊びで、暇な人間がすることだと思われていた。しかし、ゆっくりとではあるが、そんなイメージも確実に変わり始めている。

それは、瞑想の利点が科学的に証明されるようになってきたからだ。精神を落ち着かせると、ストレスが高まるような状況でも、不安がなくなり、集中力が増す。

## 瞑想をすれば、大人になっても脳を変えられる

アメリカ海兵隊で2014年、マインドフルネス瞑想とレジリエンスの関係についての研究が行われた[9]。8つの歩兵小隊に所属する281人の兵士を被験者として、まず無作為に2つのグループに分けた。1つのグループは、マインドフルネスについて20時間の授業を受け、8週間にわたって毎日少なくとも30分マインドフルネス瞑想を実施する。もう1つのグループは、マインドフルネスの指導をまったく受けない。

次に、両方のグループが実戦訓練に参加した。『アメリカ精神医学ジャーナル』誌に発表された報告によると、マインドフルネス瞑想を実施したグループは、睡眠の質が向上し、ストレスが減り、実戦訓練後の心拍数と呼吸の回復が早かったという。

アメリカ海兵隊を対象にした他の研究によると、マインドフルネスの訓練を受けた兵士は、オリンピックアスリートと脳の働きが似ているという。どちらも脳の恐怖を司る部位が小さくなっていた。[10]

戦争、ビジネス、スポーツ、または家庭生活でさえ、静かで、落ち着いて、集中力の高い精神は、いつでも優れた判断力を見せる。ストレスの高い状況で正しい行動を選びたいなら、100パーセントの集中力を維持することが不可欠だ。

最近まで、脳の成長は大人になると止まると信じられていた。それがここ数年の間で、マインドフルネス瞑想を行えば、大人になっても脳は変化することがわかってきている。[11]

これはアスリートだけでなく、不安や抑うつに苦しむ人にとっても朗報だ。脳を変えることができれば、メンタルヘルスも自分でコントロールすることができる。

ハーバードやMITをはじめ、世界中の一流大学で教える神経学者たちが、瞑想をする人の脳の変化について研究している。目の前の瞬間に集中することには、たしかに脳を変える力があるようだ。多くの部位がより活発になり、効率的になる。

ブリティッシュコロンビア大学とケムニッツ工科大学の研究チームが、この現象について調べた20の研究からデータを集めた。[12] するとすべての研究で、マインドフルネス瞑想を行うと脳の灰白質《かいはくしつ》が増加し、情報の処理能力が上がるという結果になっていることがわかったのだ。

MRIによる検査でも、少なくとも脳の8つの部位で効率性が高まることがわかっている。8つの部位の中には眼《がん》窩《か》前頭《ぜんとう》皮質《ひしつ》や海馬もあり、どちらも集中力、ポジティブな感情、感情の落ち着きなどを司る部位だ。

## 思考を黙らせるのは少しの集中力と練習

瞑想をする人は、それ以外の人に比べてより幸せで、自分に満足し、集中が乱されず、過去の経験から学ぶことができる。どれも現代生活には欠かせない資質だ。

マインドフルな状態になると、頭の中の声をよりはっきり意識できるようになる。反射的な思考パターンを抜け出し、自信喪失という牢獄から外に出ることができる。精神という牢獄に自分が閉じ込められているという自覚がなければ、そこから出ることはできない。コンクリートの壁や鉄格子はないかもしれないが、自分の思考の囚人になるのは、集中力とパフォーマンスにとって大きな妨げになる。

私は思考を2つのカテゴリーに分けて考えている。目的を果たす助けになる「役に立つ思考」と、助けにならない「じゃまになる思考」だ。

正しい行動を選び、人生で何事かを達成するには、役に立つ思考が欠かせない。逆に、ただ同じ考えをくり返しているだけのじゃまになる思考は、集中力を妨げ、ゾーンに入る障害になるだけだ。

思考は習慣である。社会、教育、友人、家族などの影響で、思考の内容が決まっていく。私たちは子供のころから、考えるのはいいことだと信じてきた。「よく考えなさい」というようなことを言われた経験は誰にでもあるだろう。自分の脳を鍛え、優秀な分析ツールにすることができれば、たしかに学業などの分野では役に立つ。

考えることは重要だが、その一方で考えないこともまた同じくらい重要なのだ。

寒い日に火があればたしかに暖かいが、火をコントロールできなくなると大惨事につながる。思考も火と同じで、諸刃の剣だ。

あなたはここまで読んで、「この人は何を言っているんだ。もちろん私は自分の思考をコントロールしている！」と思っているかもしれない。

しかし、本当にそうだろうか？

あなたは自分の思考を、簡単に止めることができるだろうか？

ここで、１つ簡単なエクササイズをやってもらいたい。

考えるのをやめて、次の思考が浮かぶまでの時間を計るのだ。

たぶん、５秒から10秒ぐらいではないだろうか？

自分の精神をどれだけコントロールできているかは、考えるのをやめていられる時間で決まる。がんばらなくても何も考えない状態でいられる時間が長いほど、集中力も高い。たいていは、頭を空っぽにしていられるのはせいぜい数秒だ。どうやら、思考があなたをコントロールする力のほうが、あなたが思考をコントロールする力よりも大きいようだ。

ここでのいいニュースは、思考のプロセスをコントロールすれば、見返りは大きいということだ。思考を黙らせるのは、少しの集中力と練習があれば簡単にできる。

これも1つの挑戦だと思って取り組んでみよう。思考のコントロールをマスターすれば、健康と運動パフォーマンスの両方を向上させることができる。

## 思考を観察し、「今、ここ」だけに意識を集中する

忙しい思考の罠を抜け出し、思考プロセスをコントロールする最初のステップは、自分の思考を自覚することだ。自分の精神の働きを観察している人はほとんどいない。自分の思考の動きと、それが気分や緊張感、パフォーマンスに与える影響を自覚している人はほとんどいない。思考を精神の前面に持ってこよう。

初めて頭の中の活動を観察したときは、思考がさらに活性化するように感じるかもしれない。それはかつては無自覚に考えていたものを、今は自覚し、こまかく観察しているから

だ。またそれ以外にも、同じ思考がずいぶん長い間、くり返し現れていることにも気づくかもしれない。何年も前から同じことをぐるぐる考えているということもよくある。ただしそれは普通のことなので、自分を責めてはいけない。

自分の精神の動きを観察するのは、とてもポジティブな行為だ。いかに精神が活発に動いているか自覚できるだろう。この気づきが、じゃまになる思考の罠から解放され、集中力を向上させる第一歩になる。

一度立ち止まり、自分の思考をじっくり観察してみると、同じことばかり考えていることに気づくはずだ。ただし思考の内容を分析する必要はないし、批判する必要もない。そんなことをすると、じゃまな思考がさらに増えるだけだ。分析したところで、頭の中の声は絶対に静かにはならない。それに、そもそも考えすぎること自体が問題なのだ。

このぐるぐる回る思考から抜け出すには（つまり、自分の頭から抜け出して現実を生きるには）、頭の中の声を黙らせる方法を身につけなければならない。

それには1日に何度か、自分の思考を意識的に観察するといい。これを習慣にすると、自分の精神という強力なツールをコントロールできるようになる。

頭の中がすっきり片づいているかどうかは、人生の質に大きな影響を与える。精神が落ち着いていれば夜ぐっすり眠れるし、気分の変動が少なく、健康になる。逆にじゃまな思考が頭の中を占領していると、せっかくの能力を発揮できなくなる。ネガティブ思考に頭の中を占領されているときは、自分の思考の観察が重要になる。

自信のなさや恐怖に支配されてはいけない。人間の脳は、現実の出来事と、想像の出来事を区別することができない。

「試合前で緊張している、コーチの指示が正しいか確信が持てない、チームから外されるのではないかと心配だ」

こういった状態になると、脳は心配事がすでに現実になっていると判断する。

ネガティブ思考が頭の中でぐるぐる回っていることに気づいたら、それが自分の体に与える影響を観察してみよう。

頭や胃が緊張する？　呼吸が速くなる？　吐き気がする？

何を考えるかで、どんな感情になるかが決まり、そしてその感情がまた思考を決める。ネガティブ思考に頭の中が占領されると、ネガティブな感情に支配され、ひいてはパフォーマンスや健康状態にも悪影響が出る。ネガティブ思考がくり返されていることに気づいたら、「この思考は本当に役に立つのか？」と自分に尋ねてみよう。

「それを考えることで、問題解決につながるだろうか？」

「それともただの思考の堂々巡りで、習慣になってしまっているだけなのか？」

こうやって自分に尋ねれば、思考の本質がよくわかり、実際に自分のためになっていないことも理解できる。ネガティブ思考の悪影響を自覚できれば、思考のクセを直すこともできるだろう。

思考を観察するときは、焦ってはいけない。最初のうちは、思考も簡単には消えてくれないだろう。心臓の鼓動が速くなり、胃が締めつけられるという体への影響を自覚しても、思考はそのまま続いていく。

しかし練習を続けていれば、いずれ頭の中の声を黙らせて、思考のコントロールを取り戻すことができる。だから、自分の思考を観察しよう。できるかぎり観察する回数を増やそう。

難しい状況になったときは特に注意して観察する。簡単に声を黙らせることができるときもあれば、できないときもあるだろう。いずれにせよ、まずネガティブ思考が自分の体に与える影響を観察し、「この思考は役に立っているか？」と自分に尋ねることが大切だ。

この簡単な質問をするだけで、もっと人生を自覚的に生きられるようになる。思考の観察を続けていれば、やがて無益な思考にエネルギーを浪費することも少なくなっていくだろう。頭の中がすっきりし、体がリラックスして、人生も生きやすくなる。そして自分の周りで起きていることに、もっと敏感に気づくようになる。

いつも同じネガティブ思考をくり返すと、精神的に消耗する。ストレス、疲労感、頭痛などの原因にもなる。頭の中からネガティブ思考が減れば、それだけポジティブ思考が入るスペースができ、人生の向上につながるだろう。

自分の思考を観察することに加えて、頭の中の声を黙らせることも同じくらい重要だ。この2つのスキルを磨けば、競技中にゾーンに入る能力がさらに高まる。

精神を静かにしようと思っても、最初のうちは、いつもの思考が数秒ごとに頭に入ってくるかもしれない。だが、それはそういうものだと思って受け入れよう。これまで何年もかけて築いてきた思考のクセなのだから、そう簡単には消えてくれないのが普通だ。教育、宗教、社会、人間関係、仕事など、これまでの人生で受けたあらゆる影響が重なり合い、あなたの思考ができあがっている。つまり、悪い習慣を身につけてしまったのだ。

考える方法は知っているが、考えを止める方法はわからなくなっている。

瞑想を始めたばかりのころは、余計なことを考えてしまってもイライラしてはいけない。それは仕方のないことなのだ。それでも多くの人が、すぐに効果が出ないという理由で瞑想を簡単にあきらめてしまう。

あなたも、無駄な思考が消えるまでに思ったよりも時間がかかったら、やる気を失ってしまうかもしれない。そうなったら、練習は練習でしかないということを思い出すといい。ここがゴールではないのだ。

瞑想中は、自分の思考を自覚することがいちばんの目標だ。

自分の思考を観察し、「今、ここ」だけに意識を集中する。思考が浮かんでは消えることもあるだろう。それが人間というものだ。余計なことを考えていることに気づいたら、そのたびに呼吸に意識を集中するか、または体の内部に意識を集中する。

私は、瞑想によって3つのシンプルなテクニックを身につけることができた。そしてそれによって、私の人生は劇的に変化した。

その3つとは、「呼吸を軽くすること」「体の内部と一体になること」『今、ここ』に集中すること」だ。この3つのテクニックのおかげで、生活の質が向上し、無駄な思考がなくなり、直感的な知性を活用できるようになったうえ、仕事で創造性を発揮できるようになった。

どのテクニックも単純で、すぐに身につき、日常生活に簡単に組み込むことができる。

## 呼吸を軽くすることでゾーンに入る

今から紹介する瞑想は、114ページで説明した「軽い呼吸は正しい呼吸エクササイズ」が基本になっている。

自分の呼吸に集中し、体全体をリラックスさせ、心を静かにすることが目標だ。息を吸って吐くという行為に集中するとともに、体の内部に意識を向けて、無駄な思考をシャットアウトする。

瞑想を行うときは、誰にもじゃまされない場所を選んで、背筋を伸ばして座る。すると集中力が高まり、目を閉じると体の内部に意識が向くようになる。経験を積んでいけばどんな場所や状況でも、呼吸に集中して体の内部に意識を向けることができるようになる。

呼吸を感じるポイントは4つある。

鼻の中、のどの奥、胸の動き、そしてお腹の動きだ。

人によって集中しやすいポイントが違うかもしれないので、いろいろ実験して、自分がいちばん集中できるポイントを見つけてもらいたい。

まずは、片手を胸に当て、もう片方の手をお腹に当てる。場所はおへそのすぐ上あたりだ。空気が鼻から入り、鼻の穴を通ってのどに達するのを感じる。息を吸い込む場所に意識を集中する。胸に吸い込んでいるか、それともお腹に吸い込んでいるか。息をするたびに胸が上下するだろうか。それともお腹が上下するだろうか。

ここで自分の呼吸を変える必要はない。ただ観察するだけでいい。最初のうちは、呼吸から離れて別のことを考えたりするだろう。そんなときは、自分を責めず、ただ意識を呼吸に戻す。そして呼吸を観察しながら、体の内部をリラックスさせる。

胸とお腹の筋肉に向かって「楽にしなさい」と静かに声をかける。体から力が抜けるのを感じたら、呼吸をだんだんと遅くしていく。このとき呼吸筋を緊張させたり、呼吸を制限したりしないように注意する。ただ自然な流れに任せていればいい。

ここでの目標は、軽度から中度の息苦しさを感じるまで呼吸の量を減らすことだ。息苦しさをはっきりと感じるが、呼吸が速くなるほどの強い息苦しさではない。お腹の筋肉が痙攣したり、呼吸のリズムが乱れたりするのも、息苦しさが強すぎる証拠だ。

息苦しさで呼吸が乱れるようなら、15秒ほどエクササイズを中断し、呼吸が正常に戻ったらまた再開する。この呼吸エクササイズを10分ほど続ける。

あらゆる呼吸エクササイズは、思考から解放されて「今、ここ」に集中する助けになるが、頭の活動をさらに少なくするには、この軽い息苦しさをつくり出すエクササイズが最適だろう。呼吸に集中するには、息苦しさを感じるのがいちばんの方法だからだ。

軽い呼吸のもう1つの利点は、肉体のリラックス反応が促進されることだ。呼吸を少なくすると口の中につばがたまってくるが、それは体がリラックスしている証拠だ。この軽い呼吸について詳しいことは、Chapter 4を読みなおしてもらいたい。

最初のうちは余計な思考に悩まされることもあるだろうが、それは普通のことだ。むしろ、余計なことを考えて当然だと思っておいたほうがいい。練習を重ねれば、余計な思考はどんどん少なくなり、頭の中の空間が大きくなる。そして幸福度が上がり、精神が鋭敏になる。

定期的に瞑想を行っていると、頭の中の声が減っていくのに気づくだろう。過去のことをくよくよ悩まず、未来の心配もしない。精神が明晰になり、目の前の瞬間に集中できる。

瞑想を始めて15年の間で、私は何度か「高貴な静寂」を経験した。高貴な静寂とは、10日間、朝5時に起きて夜8時に寝るまで、ずっと瞑想していることだ。その間は、車のキーも、パソコンも、電話もいっさい触らない。高貴な静寂の間は、舌も精神も静寂が求められる。つまり、話さず、考えないということだ。そして10日間が終わると、精神は静かで落ち着き、剃刀《かみそり》のように研ぎ澄まされている。

瞑想の初心者なら、たとえ10分でもいいのでとにかくやってみよう。毎日10分、自分の呼吸に集中するのを習慣にすれば、人生が大きく変わるのを実感できる。2週間、つねに自分の呼吸を意識するようにしてみよう。

ここで大切なのは、瞑想の時間を長くすることではなく、普段の生活で呼吸を意識する回数を増やすことだ。

## 体の内部に意識を向けてゾーンに入る

自分の内部に意識を集中するには、思考の呪縛を離れ、人体という奇跡と一体になる必要がある。人間の体を動かしている知性は、頭の中にある知性よりもずっと優秀だ。

人間の体は、どの瞬間を切り取っても、数え切れないほどの機能が自然に働いている。思考が何もしなくても、体は立派に機能している。精神の中にある知性は、人体全体の知性のほんの一部にすぎないのだ。

人体には偉大な自然の知性が宿っていて、私たちの誰もがその知性にアクセスできる。ただ無駄な思考にじゃまをさせなければいいだけだ。終わりのない思考から抜け出し、体の内部に意識を向ければ、そこにある静けさと知性を活用することができる。

欧米社会では、体の内部に注意を向けることはめったにない。例外はどこか具合が悪くなったときだけだ。自分の肉体を使って生きていると自覚することはほとんどなく、肉体に存在するエネルギーの振動を感じることもめったにない。

肉体はエネルギーとあなたをつなぐ橋だ。もしこれまでに体の内部をまったく意識したことがないのなら、まずはゆっくり始めよう。呼吸を軽くする方法をすでに身につけているなら、それほど難しいことではないはずだ。


まず目を閉じて、左右の手のどちらかに意識を集中する。内側から自分の手の存在を感じる。目を閉じたまま、手の感覚を内側から感じるのだ。

すると、手の皮膚に触れる温度を感じるかもしれない。体の内部のちょっとした感覚に気づくかもしれない。その感覚に意識をとどめ、観察する。体の内側から手を感じたら、今度はその感覚を腕まで広げる。

そして、体の内側から手と腕の両方を感じる。このとき分析したり、考えたりしないこと。ただ感じればいい。

次に意識を胸に移動し、体の内側から感じる。それを1分ほど続ける。そのとき、胸の肌に触れる服の生地を感じるかもしれない。または心臓の鼓動を感じるかもしれない。

1分ほどたったら、今度はお腹に意識を集中する。

そこに緊張を感じるだろうか？　もし緊張していたら、ゆっくりとリラックスしていくようすを想像する。お腹のあたりがだんだんと柔らかくなり、緊張が解けて消えていく。思考が活発になるほど、お腹が緊張し、締めつけられるような感覚を覚えるはずだ。

そして両手、両腕、胸、お腹のエネルギー・フィールドを同時に感じる。その場所に意識をとどめる。肉体に意識を集中しているかぎり、思考にとらわれることはない。頭の中からだんだんと思考が減っていく。少し練習すれば、頭のてっぺんからつま先まで、すべての体の内部に集中できるようになる。体内のいたるところに意識を分散させるのは、トレーニング中や試合のときに特に役に立つテクニックだ。

このテクニックを身につければ、好きなときにゾーンに入ることができるようになる。

## 「今、ここ」に集中してゾーンに入る

呼吸を意識し、体の内側に神経を集中すれば、目の前の瞬間と一体になることができる。

私たちが本当の意味で生きているのは、今この瞬間だけだ。過去をもう一度生きることはできないし、未来をあらかじめ生きることもできない。未来がやってきたら、それはすでに「今」になっているということだ。今の中に、完全に入り込む。自分の頭の中だけで人生を生きてはいけない。過去の出来事、心配事、「もし～だったら」という思考にばかりとらわれていたら、現実の人生を生きることはできないだろう。

「今、ここ」に意識を集中する簡単な方法は、周りの環境と一体になることだ。具体的には、五感を使って周りを感じ取る。見えるもの、聞こえるもの、触れるもの、味、匂いだ。観念的に捉えるのではなく、五感で物理的に感じるのだ。

分析や批判のことは忘れる。分類して、レッテルを貼る必要もない。比較もしない。その代わり、周りの環境をただそのままに感じ取る。思考を離れ、周りを見る。漫然と見るのではなく、生まれて初めて見るように、真剣に見る。そして見ながら、周りの音も感じ取る。見て、聞きながら、自分の体の重みを感じ取る。姿勢は立っていても、座っていても、寝ていてもいい。

顔に当たる空気の温かさ、または冷たさを感じる。背中の肌に触れる服を感じ取る。匂いを感じ、味を感じる。ここまで来れば、もう思考からは完全に解放されている。頭の中の雑音はすべて消えた。あなたは今、世界を初めて見る子供に戻った。そう、単純なことだ。

## 日々の生活でリラックスしてゾーンに入る

頭の中を静かにするのは、座って瞑想しているときだけに制限するべきではない。むしろ、人生のすべてが瞑想している状態になるべきだ。

日々の生活でも、呼吸と体の内部に意識を集中する。テレビを見ているときも、テレビだけに没頭せず、自分の肉体にも意識を向ける。歩くときも、走るときも、呼吸の自然なリズムを感じ取り、意識を体の各部位に分散させる。

体をスキャンし、緊張している場所を探す。そして見つけたら、そこがリラックスするようすをイメージする。運動中に筋肉が緊張すると、運動の効果が上がらずにエネルギーも消耗する。だから体の中で緊張する場所を見つけ、イメージの力で緊張を溶かしていく。

筋肉がすべてリラックスしたようすを具体的に知りたかったら、チーターが全力で走る姿を見るといい。足の筋肉から完全に力が抜け、まるで流れるように駆け抜けていく。

チーターがあんなに速く走れるのは、体にまったく力が入っていないからだ。

次に走るときは、頭をいっさい使わず、体だけで走ってみよう。走っている間は、頭がなくなったつもりになるのだ。そして頭以外のすべての細胞を使って走る。体の動きと一体になり、走るという行為と一体になる。

動きながら筋肉を完全にリラックスさせると、ゾーンに入ることができる。

日常で思考にじゃまをされない瞬間が増えるほど、試合でゾーンに入るのが簡単になる。

## 呼吸回復エクササイズで脳に酸素を送る

アスリートが試合前に緊張するのは自然なことだ。ただし適度な緊張なら集中力の助けになるが、緊張しすぎると過呼吸の症状につながり、脳内の酸素が少なくなってしまう。試験や試合にかぎらず普段の生活でも、集中力と認知力がきちんと機能しているのはとても大切なことだ。

呼吸に意識を集中して体の内部に意識を向けることに加え、次に紹介する「呼吸回復エクササイズ」も、試合前の緊張を取るうえでとても有効な手段だ。

ストレスを感じたら、とにかく息を止めること。

このテクニックは、運動後のリカバリーや、BOLTスコアの向上でも効果がある。BOLTスコアが高いと、緊張の影響を受けにくくなる。

次の指示に従って、短い息を止めるエクササイズをくり返す。

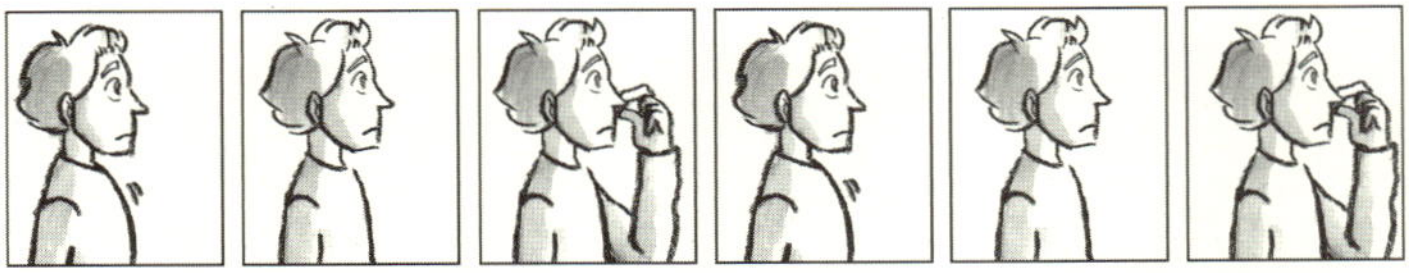

小さく息を吸う　小さく息を吐く　2秒から5秒息を止める　10秒から15秒普通に呼吸する　落ち着くまで続ける

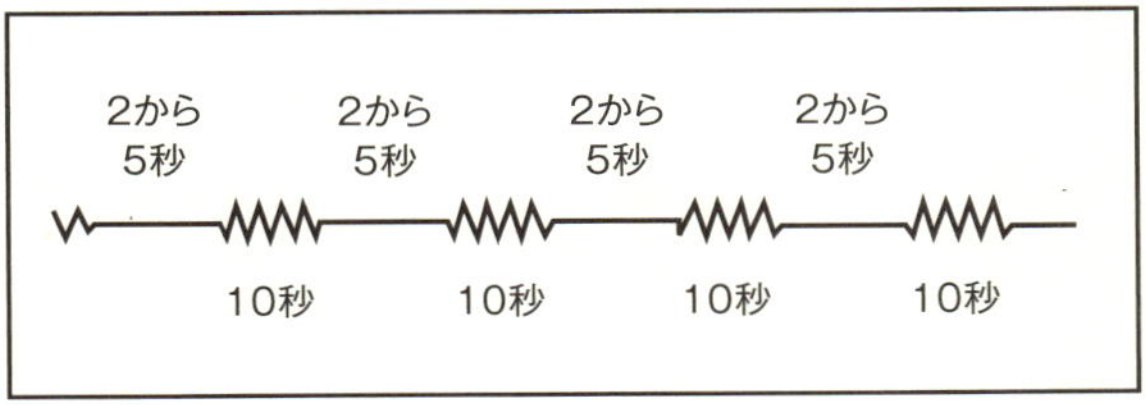


・鼻から小さく息を吸い、鼻から小さく息を吐く
・2秒から5秒息を止める
・息止めが終わったら、10秒ほど普通に呼吸する（無理にコントロールしようとせず、自然な呼吸に任せる）
・10秒ほど普通に呼吸してから息を止めるのをくり返す
・このエクササイズを最低でも15分続ける

安静時のBOLTスコアが20秒未満の人は、慢性的に呼吸過多の状態にある。効果的な呼吸法を身につけ、心肺機能が健康になり、組織や臓器にきちんと酸素を送り届けられるようになるには、最低でもBOLTスコア40秒は必要だ。

過呼吸と不安の症状はとてもよく似ている。そしていくつかのケースでは、この2つは実際につながっている。ニューヨーク州立大学オールバニ校の心理学部が行った研究によると、不安が強い生徒は、不安が少ない生徒に比べて血中の二酸化炭素濃度が低く、呼吸のペースが速いという。[13]

過呼吸の症状を考えれば、この研究結果も当然だと思えるだろう。人は過呼吸の状態になると、めまい、頭痛、胸の痛み、頭がふらふらするといった症状を訴える。

ここで疑問に思うのは、不安が過呼吸を引き起こしているのか、それとも過呼吸が不安を引き起こしているのかということだ。

すでに見たように、過呼吸の状態になると、血中の二酸化炭素濃度が下がる。その結果、血管が収縮し、脳に酸素が十分に行かなくなる。酸素不足になった脳は、刺激に反応しやすくなる。そこからさまざまな思考が生まれ、不安に襲われるのだ。

不安と過呼吸は相互に影響を与え合い、終わることのない悪循環をつくり上げている。アスリートもまた、緊張を和らげるために無意識のうちに大きく呼吸することがある。しかも大多数のアスリートが、深呼吸はいいことだと信じている。しかしパフォーマンスを向上させたいなら、呼吸を増やしてもまったく役に立たない。
自分の能力をフルに発揮したいなら、脳にきちんと酸素を送ることが必要だ。

## 鼻呼吸に変えると、質のよい睡眠が得られる

心を落ち着かせ、集中力を維持するには、いつでもぐっすり眠ることが大切だ。特に試験前や試合前などの状況では、質のよい睡眠が重要になる。

ＢＯＬＴスコアが20秒未満で、睡眠時に口呼吸をしている人は、以下のような症状が見られるはずだ。

・いびき
・睡眠時無呼吸症候群[14]
・睡眠障害
・不眠
・寝る前に考えが止まらなくなる
・悪夢
・寝汗

・朝の5時か6時にトイレで目が覚める
・起きたときに口の中が乾いている
・起きたときに頭がすっきりしない
・起きたときに疲れが残っている
・日中も疲れている
・集中できない
・上気道、または下気道の不調

睡眠時の口呼吸は、血中の二酸化炭素が大量に失われる原因になる。加えて一酸化窒素の利点を享受できず、朝起きたときのBOLTスコアが著しく下がることになる。

睡眠時の呼吸を改善するには、114ページで説明した「軽い呼吸は正しい呼吸エクササイズ」を、日中と寝る前に行うといい。特に寝る前に行うのが重要だ。

睡眠時の口呼吸をやめる方法は次のとおりだ。

・寝るまでの2時間は何も食べない（消化活動が呼吸を活発にするため）
・寝室の気温を低くし、風通しをよくする（ただし寒くならないようにすること）。熱気のこもった部屋にいると呼吸が増える

・うつぶせ、または体の左側を下にして眠る（仰向けは呼吸にまったく制限が加えられないので最悪の姿勢だ）
・眠るまで意識して口を閉じている（または口にテープを貼って寝る）
・寝る前に「軽い呼吸は正しい呼吸エクササイズ」を15分から20分行う（これがいちばん大切だ。心が落ち着き、緊張しているときでもぐっすりと眠ることができる）

## PART2 エクササイズのまとめ

### ■息を止めるエクササイズ（ウォーキング）

1　鼻で呼吸しながら1分ほど歩く
2　ゆっくり息を吐き、息を止める。それから最小限の呼吸で15秒歩く
ゆっくり息を吐き、鼻をつまんで息を止める。息を止めたまま中度の息苦しさを感じるまで歩き、それから手を離して呼吸を再開する。まず鼻からゆっくり息を吸い、最小限の呼吸で15秒歩く。普通の鼻呼吸に戻り、30秒歩く。また息を吐いてから鼻をつまんで息を止め、中度の息苦しさを感じたら手を離して呼吸を再開する。最小限の呼吸で15秒歩き、普通の鼻

呼吸に戻る。

3　鼻呼吸で30秒歩いてから息を止めるエクササイズをくり返す

鼻呼吸で30秒歩き、鼻からゆっくり息を吐いてから鼻をつまんで息を止める。中度から強度の息苦しさを感じるまで、息を止めたまま歩く。手を離して呼吸を再開し、最小限の呼吸で15秒歩く。それから普通の鼻呼吸に戻る。

4　息を止めるエクササイズを8回から10回くり返す

歩きながら、息を止めるエクササイズを1分おきぐらいに行う。中度から強度の息苦しさを感じたら呼吸を再開し、最小限の呼吸で15秒歩く。このエクササイズを8回から10回くり返す。

息を止めたまま歩ける歩数は、次のようなペースで変化するのが一般的だ。

20→20→30→35→42→47→53→60→60→55

## ■息を止めるエクササイズ(ランニング、水泳、自転車)

**・ランニングをしながら息を止めるエクササイズ**

1　走りはじめてから10分から15分経過したら、ゆっくり息を吐いてから息を止め、強い息苦しさを感じるまで息を止める。息を止めている間の歩数は、10歩の人もいれば、40歩の人もいるだろう。息を止めている長さは、走るスピードとBOLTスコアによって変わってくる

2　呼吸を再開したら、普通に鼻呼吸をしながら、呼吸が部分的に回復するまで1分ほどジョギングを続ける

3　走っている間に、息止めを8回から10回行う。ある程度強い息苦しさを感じるまで息を止めることが必要だが、やりすぎもいけない。2回ぐらいの呼吸で普通のペースに戻れるぐらいがちょうどいい

**・自転車を漕ぎながら息を止めるエクササイズ**

1　体が温まったら息を吐いてから息を止める。息を止めたまま5～15回ペダルを漕ぐ

2　鼻で呼吸を再開し、鼻呼吸をしながら1分ほど自転車を漕ぐ

3　自転車を漕ぎながらこのエクササイズを8回から10回くり返す

**・水泳をしながら息を止めるエクササイズ**

水泳の場合は、息を止めている間に水をかく回数を、3回、5回、7回というように少しずつ増やしていく

## ■息を止めるエクササイズの上級編

1 1分ほど歩く。息を吐いてから息を止め、40歩ほど歩く。それからスッと短く息を吸う。ごく小さい呼吸で、緊張を取り除くのが目的だ。すぐにまた息を止め、そのまま10歩ほど歩く

2 短く息を吸うか、短く息を吐く。また息を止め、10歩ほど歩く

3 短い呼吸を挟みながら、かなり強い息苦しさを感じるまで息止めを続ける

4 息苦しさが強くなりすぎたら、息を止めている長さを5歩以下まで短くする（息を止めるのをくり返すたびに、血中酸素飽和度が下がっていく）

5 ある程度のつらさを感じるのは必要だが、がまんしすぎてはいけない

6 血中酸素飽和度の数値を観察し、80パーセントより下がらないようにする

7 このエクササイズを1分から2分続ける

# PART 3

# 健康の秘密

## ——The Secret of Health

Chapter 9

# 呼吸法を変えるだけで簡単にダイエットできる

多くの週末アスリートにとっての運動の目的は、健康のために減量すること、自信をつけること、ストレス解消などだろう。運動が健康にいいことに疑いの余地はなく、間違いなく減量にもつながる。

とはいえ、運動だけですべてが解決するわけではない。

体重が減るのは、消費カロリーが摂取カロリーを上回ったときだけであり、それ以外の方法は存在しない。だから、ただ動くだけでなく、食べる量にも気をつける必要がある。

しかし多くの人は食べる量をコントロールできず、痩せては元に戻るリバウンドをくり返すことになる。

## 呼吸量を減らすと、体重も減る

私は10年以上にわたって、食欲をコントロールすることでダイエットに成功した人たちを見てきた。彼らが食欲をコントロールできたのは、呼吸量を減らしたからだ。

ダイエットに呼吸法を取り入れた人は、たいてい最初の2週間で1キロから3キロぐらい減らすことができる。さらに加工食品などの不健康なものを食べたいという欲求が減り、食生活が健康的になる。そして以前よりも、たくさん水を飲みたくなる。

さらにうれしいのは、このダイエットはつらくなく、努力もいらないということだ。多くの場合、体重が減るのはうれしい副作用でしかない。

呼吸法を改善しようとする人は、たいてい喘息、不安、いびきなどを解消することが目的だ。食事に関しては、お腹が空いたら食べ、満足したらもう食べないというアドバイスをするだけだ。

エイモンは50代に入ると、体重がおよそ120キロまで増えた。当時のアイルランドは不景気にあえいでいて、エイモンのビジネスも例外ではなかった。会社を立て直さなければというプレッシャーから、かつてないほど飲酒量と食べる量が増えていた。毎晩のように地元のパブに立ち寄り、友達に会い、飲み食いで心配事を忘れようとした。すると2年もしないうちに、高血圧と、Ⅱ型糖尿病と診断されてしまった。

それまでのエイモンは、ずっと健康を維持していた。若いころはスポーツマンで、定期的な運動も欠かさなかった。それがここに来て、すっかり悪循環にはまってしまった。不健康な食生活のせいで気力がなくなり、そのためにビジネスにも身が入らない。そんなとき身近な友人が亡くなった。そこでエイモンは「生活を変える」と決心した。

エイモンはわらにもすがる思いで私のところへやってきて、こう言った。

「ストレスでどうにかなりそうです。夜は眠れず、まともに考えることもできません」

私は、呼吸法を改善することで、健康の回復を目指すことにした。エネルギーと集中力が向上すれば、後は自然に解決する。

エイモンのBOLTスコアはわずか8秒だった。そしてストレスと不安を抱える人に典型的な症状を見せていた。呼吸過多で、胸を大きく動かす胸式呼吸で、ため息が多い。

最初のステップは、鼻呼吸の習慣を身につけることにした。起きているときも、寝ているときも、つねに鼻で呼吸する。そして瞑想の時間をつくり、「軽い呼吸は正しい呼吸エクササイズ」を行う。

エイモンにとって、いちばん大きな問題はストレスだった。だから精神を落ち着かせる方法を学べば、他の問題も解決できるはずだ。

糖尿病で高血圧の人は、呼吸を減らすエクササイズを行うときに、ゆっくりと始めることが重要だ。体に必要以上の負荷をかけてはいけない。一般的に、呼吸を減らすと血糖値も下がる。血糖値が下がるのはいいことではあるが、急激に下がるのはよくないのだ。

エイモンのＢＯＬＴスコアが向上すると、糖尿病と高血圧の薬も医師の判断により少ない量ですむようになった。なお高血圧、または糖尿病の人は、このエクササイズを始める前に必ず医師に相談してもらいたい。

エイモンが実行したプログラムを紹介しよう。

・「軽い呼吸は正しい呼吸エクササイズ」（114ページ参照）を10分間行う。これを1セットとして、日中に4セット行い、寝る前に1セット、起きてすぐに1セット行う
・1日のなかで、おりにふれて自分の呼吸を1分か2分かけて観察する（これには考えすぎを抑制する効果がある）
・口にテープを貼って寝る
・不安やストレスを感じるたびに「呼吸回復エクササイズ」（135ページ）を行う
・毎日30分、口を閉じてウォーキングする
・自分の食欲に注意を払い、お腹が空いたときだけ食べる
・アルコールの量を減らす（最初の週は一晩に2杯まで、2週目からは1日おきにする）

エイモンは最初のうち、この方法でうまくいくのかどうか疑っていたという。それまで教わってきたこととまるで正反対だったからだ。たいていのストレス・カウンセラーは、ストレス軽減のために深呼吸をすすめる。だから呼吸を減らしたりしたら、かえって逆効果になるのではないかと思ったようだ。

最初のセッションで、エイモンは「呼吸回復エクササイズ」を行った。5秒間息を止め、それから10秒間普通に呼吸する。このエクササイズを5分ほど続け、そして休憩を入れる。呼吸回復エクササイズの次は、「軽い呼吸は正しい呼吸エクササイズ」を行った。胸とお腹に手を当て、やさしく押し、やや息苦しさを感じるまで呼吸を少なくする。

この「軽い呼吸は正しい呼吸エクササイズ」は3分間行った。最初は息苦しくてもっと大きく呼吸したくなったようだが、数分のうちに頭から緊張が取れるのを実感した。おそらくこれが、エイモンにとってのターニングポイントになったのだろう。

呼吸を減らすことで、わずか数分のうちに血行がよくなり、体の隅々まで酸素が行きわたる。この効果を実感したことで、エイモンは私のプログラムを信じる気になったようだ。

その後は、週に1回のペースで私のところに通ってもらい、それを1カ月続けた。

BOLTスコアは順調に伸び、4週目には27秒を記録した。眠りも改善され、朝はすっきりと起きられるようになった。全体的な健康状態も大きく向上した。血圧と血糖値も下がり、医師から処方される薬も少なくなった。

エイモンにとってうれしい効果はもう1つあった。それは、以前に比べて食欲が落ちたことだ。それに酒量も減り、平日はまったく飲まなくなった。ストレスが減ったおかげで、暴飲暴食に走らなくなったのだ。友人や近所の人もエイモンの変化に気づき、ずいぶん健康そうに見えると声をかけてきた。体重は20キロ近く減っていた。

それ以降も彼とは何度か会っていて、たしかにBOLTスコアの伸びは鈍化しているが、最初のころと比べるとまるで別人だ。見た目も健康状態も大きく改善している。

エイモンのケースは、私にとって特に印象深い。というのも、面倒な問題をいろいろと抱えていたにもかかわらず、大きな成果を上げることができたからだ。エイモンはプログラムに真剣に取り組み、私の指示を守ってすべてのタスクをきちんと完成させた。

問題が大きい人のほうがより真剣になるのはよくあることだ。どうにかしたいという思いが、人よりも強いからだろう。苦痛は有効なモチベーションになる。とはいえ、最悪の状態になる前に対策を始めたほうがいいだろう。

## 太りすぎの人は呼吸の方法が間違っている

ここでは、呼吸と食事の関係を主に見ていく。ただし何を食べろとか、何を食べるなという話ではない。もちろん、食べる量を減らしたほうがいいものや、まったく食べないほうがいいものもたしかにある。ただしそういったことは、健康やダイエットの本を見れば詳しく書いてあるだろう。

食べ物のことよりも、ダイエットに成功できない理由を考えたほうがいい。なぜ自分は、ダイエットとリバウンドをくり返しているのか。なぜ体重を減らすことができないのか。答えはもしかしたら、思っているよりも簡単に見つかるかもしれない。

人は食べなくても数週間は生きていられる。水がない場合は数日間だ。しかし空気がないと、数分しか生きていられない。生き残るために欠かせないものという点では、空気がリストのトップに来るだろう。次が水で、最後が食べ物だ。

それなのに、医療の専門家も、アスリートも、アスリートでない人も、呼吸よりも食べ物のほうをはるかに重視している。

ここで、重視する対象を変えてみたらどうだろう?

ＢＯＬＴスコアを今より10秒伸ばせば、食欲にも変化が現れる。そしてＢＯＬＴスコアを40秒まで伸ばせば、人生が変わる。ＢＯＬＴスコアを伸ばすことによって食欲が正常になり、それにともなって体重も正常になるのは、おそらく複数の要素がからんでいる。

たとえば、血液のｐＨ値が正常になる、疑似高地トレーニングの効果といったことだ。または、ただ単にリラックス効果のおかげでストレスが減り、ストレス解消のためのやけ食いをしなくなるからかもしれない。

このセクションでは、以上のような要素を一つずつ検証し、酸素アドバンテージ・プログラムがダイエットに役立つ理由を説明する。

太りすぎの人は、たいてい呼吸法も間違っている。たとえば、慢性的な呼吸過多、ため息が多い、口呼吸で胸呼吸といった状態になっている。一般的に、余分な体重が増えると呼吸が荒くなる。運動時だけでなく、安静時でもそうだ。

## 加工食品を食べると呼吸量が増える

私が観察したところによると、呼吸量と食事の間には明確なつながりがある。

ここでの問題は、加工食品や体を酸化させる食べ物を食べると呼吸量が増えるのか、それとも呼吸量が増えるから加工食品や酸化食品を食べたくなるのか、ということだ。

私の経験では、呼吸と体重は相互に関係している。もしどちらかを変えたいなら、どこかでこの悪循環を断ち切らなければならない。

先にも述べたように、pH値は物質が酸性かアルカリ性かを測る数値であり、1から14の数字で表される。もっとも酸性が高いのが1で、もっともアルカリ性が高いのが14だ。真ん中の7が中性になる。

Chapter 1でも見たように、血液のｐＨ値をコントロールしているのは二酸化炭素だ。

人間の体には一定の状態を維持しようとする機能があり、この機能は恒常性と呼ばれている。血圧、血糖値、血液のｐＨ値などは、人体の恒常性によって正常値に保たれる。

ｐＨ値の正常値は７・３６５から７・４５の間で、肺と腎臓がｐＨ値の監視を担当している。ｐＨ値が７・３６５より下がると、酸性に傾きすぎとなる。肺がそれを察知すると、二酸化炭素をたくさん吐き出すことでｐＨ値を正常に戻そうとするので、呼吸の量が増える。

血液が酸性に傾く原因は、加工食品や体を酸化させる食品を食べたときだ。すると「呼吸量の増加」「膨満感」「倦怠感」「体重増加」などにつながる。

逆に、慢性的な呼吸過多の状態にある人は、二酸化炭素を多く吐き出すので血液がアルカリ性に傾き、ｐＨ値が７・４５以上になる。

このことから、呼吸過多と体重増加の関係について、１つの仮説が考えられる。

アルカリ性に傾いた体を元に戻すために、酸化するような食品を体が求めるということだ。したがって、正しい呼吸と、正しい食生活を両立すれば、血液のｐＨ値を正常に保つことができるだろう。

人間は進化の過程で、短期のストレスにはとても上手に対応できるようになった。人間はストレスを感じると、「戦うか、それとも逃げるか」のモードに入り、急激な動きに備えて呼吸量が一時的に多くなる。そしてストレスが消えると、呼吸量も通常に戻り、血中の二酸化炭素が増えてｐＨ値が正常になる。

しかしそれが長期にわたるストレスになると、慢性的な呼吸過多により、血中の二酸化炭素が少ない状態が長く続くことになる。つまり血液のｐＨ値が正常に戻らないということだ。

一般に体をアルカリ性にする食べ物が健康にいいといわれている。たとえば果物や野菜だ。逆に、動物性タンパク質、穀類、加工食品は、体を酸性にするのであまり食べてはいけない。とはいえ、何が体にいい食べ物かは、たいていの人は知っている。問題は、加工食品や甘いものの誘惑に勝てないということだ。

私たちは、ただ体の欲するものを食べるしかないのだろうか。それとも、不健康な食べ物への欲求を、自然に抑えることができるのだろうか？

私のプログラムで呼吸量を減らすことに成功した人たちは、たいてい体重を減らすことにも成功している。彼らの驚くような変化を、私は何度もこの目で見てきた。

ほとんどは、食事制限を意識することなく、減量に成功している。正しい呼吸法を身につけ、ＢＯＬＴスコアを10秒伸ばすだけで、自然に健康的なものが食べたくなるからだ。

## 酸化食品と呼吸過多の悪循環を断つと痩せる

ここで、ある疑問が浮かんでくる。もしかしたら、最後に残されたダイエットのカギは、呼吸法なのではないだろうか？

酸化食品と呼吸過多の悪循環を断ち切れば、食欲が正常になり、結果的に体重も正常に近づくだろう。

しかしダイエットと呼吸の関係を考えるなら、もう1つ考えなければならない要素がある。それは疑似高地トレーニングの効果だ。1957年以来、科学の世界では、標高の高い場所にいる動物は体重が軽くなるということが確認されている。[1] 人間でも、シェルパなど高地に暮らす民族は、低地の民族に比べてスリムになる傾向がある。

この発見に基づき、標高と体重の関係についてさまざまな研究が行われてきた。[2] 標高が高いと体重が減る理由は、標高が高いと酸素が減り、酸素が減ると食欲も減るからではないかと考えられている。

マウスを使った実験で、血中酸素飽和度をやや下げると体重が減るということがわかった。[3] さらには体重だけでなく、血糖値と血中コレステロール値も下がったのだ。その理由は、腎臓で生成されるエリスロポエチン（ＥＰＯ）の数が増えたからだと考えられている。[4]

この発見は、酸素アドバンテージ・プログラムにも深い関係がある。というのも、息を止めるエクササイズを行うと、ＥＰＯが最大で24パーセント増えることが証明されているからだ。もちろんすべての人が標高の高い場所に住めるわけではないが、高地の利点を受けるのにわざわざ山に登る必要はない。[5]

すでに説明したように、酸素アドバンテージ・プログラムで行うような呼吸量を減らすエクササイズにも、高地トレーニングと同じ効果があるからだ。運動と息を止めるエクササイズを組み合わせたり、安静時に呼吸を少なくするエクササイズを行ったりすることで、低地であっても高地トレーニングを再現することができる。

ＢＯＬＴスコアが10秒未満の人、または何らかの持病のある人は、まずは鼻呼吸に慣れることから始めたほうがいいだろう。日中も、寝ているときも鼻呼吸が習慣になったら、今度は「軽い呼吸は正しい呼吸エクササイズ」（１１４ページ参照）に進み、10分間を１セットとして、１日に４セット行う。これだけでも、呼吸量が正常に近づいてＢＯＬＴスコアが向上し、食欲が正常に戻るきっかけになる。

ＢＯＬＴスコアが20秒以上あり、おおむね健康体の人は、先ほどのエクササイズに加えて、運動時に息を止める疑似高地トレーニングを取り入れることができる（詳しい方法はChapter 7を参照）。

ウォーキング、ジョギング、ランニングの最中に息を止め、中度から強度の息苦しさを感じる状態をつくり出すと、血中酸素飽和度が94パーセント以下になり、食欲も抑制される。特別に新しいトレーニングを始めるのではなく、今のトレーニングに組み込んだほうが、簡単にできて、長く続けることもできるだろう。

疑似高地トレーニングが体重の減少につながるもう1つの理由は、鼻呼吸でウォーキングやジョギングを行うと有酸素運動の効果が高まり、そこにさらに息を止めるエクササイズを加えると無酸素運動の効果も得られるからだ。

有酸素運動と無酸素運動を組み合わせることで、カロリーがさらに燃焼して体重の減少につながっている。[6]

## 呼吸法を変えただけで4・5キロの減量に成功

最後に、食欲と体重の増加については、心理的な要素も考慮に入れる必要がある。ストレスがたまると過食になるというのは、よく知られた現象だ。[7] 食べ物には、気を紛らわせたり、寂しさを慰めたり、怒りを静めたりする働きがある。

お金や人間関係の問題を抱えているときも、過食に走りやすい。[8] おそらくほとんどの読者が、ストレスや退屈による過食を体験しているだろう。これはほぼ無意識の習慣であり、喫煙者が何も考えずにタバコに火をつけるのと同じようなものだ。ただ反射的に冷蔵庫や台所の戸棚を開け、目に入ったものを食べる。空腹かどうかは関係ない。

ミネソタ大学の研究グループが、1万2000人以上のデータを集め、ストレスと健康行動の関係についての分析を行った。その結果、ストレスの高い男女は、喫煙の習慣があり、脂肪分の多い食生活で、運動をしないという傾向があることがわかった。[9]

つまり体重を減らしたければ、ストレスを減らすのが効果的だ。

私はこの本を通して、意識を思考から肉体に向けることの大切さを何度も指摘してきた。無駄なことを考えず、自分の体を意識して、「今、ここ」に集中することだ。

体の内部を感じ取り、呼吸に意識を集中すると、不安やストレスは自然に消える。無駄なことも考えなくなる。人類は太古の昔から瞑想を行ってきた。[10]そして現在、さまざまな科学的な研究によって、瞑想が減量の助けになることが証明されている。

ストレスと抑うつ状態の解消は、長期にわたる適正体重の維持につながる。[11]運動と食事制限で一時的に体重を減らすだけなら、わりと簡単にできる。誰もが求めるダイエットの聖杯は、落とした体重を維持することだ。一生ダイエットを続けたい人などいないだろう。


41歳のテシーは、自称「生まれついての心配性」だ。

子供のころから長子として強い責任感を持ち、家族や兄弟を守らなければならないと感じていた。両親も彼女が幼いころから、弟や妹のいいお手本になりなさいと言い聞かせていた。学校では勉強もスポーツもトップクラスで、オールA以外の成績では満足しなかった。ごくたまにCをもらうと、両親もテシー自身もひどく動揺した。そんなとき父親は、見せしめのために、成績表を冷蔵庫の扉に貼ったりしていた。

6週間前、テシーから息切れがひどくなったと電話があった。運転中にめまいがしたので、もしかしたら何か深刻な病気かもしれないと心配になったという。テシーの悲痛な声を聞き、とりあえず翌日に来てもらうことにした。

彼女は、呼吸に変化が起こるまでの状況を説明し、ストレス解消で過食になったことを話した。体重が増えたことで自尊心がさらに傷つき、それに息切れの症状も心配でたまらない。つまり、何かを変えなければならないということだ。

テシーのBOLTスコアを計測したところ、結果は10秒だった。彼女は基本的に鼻呼吸だったが、胸式呼吸で、ため息が多い。私は彼女に、理想的な呼吸は目に見えず、耳にも聞こえないことを説明した。横隔膜を使った静かな腹式呼吸だ。強いストレスを感じているときの呼吸は、その正反対になる。

呼吸過多になると、さまざまな悪影響が現れる。だからテシーは、まず正しい呼吸法を身につける必要があった。ゆっくりと静かに呼吸し、体全体をリラックスさせる。

最初に指導したのは、片手を胸に当て、もう片方の手をお腹に当てて、自分の呼吸を感じ取る方法だ。自分の呼吸が意識できたら、今度はゆっくりと呼吸の量を減らしていく。そして軽い息苦しさを感じる状態を2分ほど続ける。

このときテシーが息苦しさに対する不安を訴えたので、最初のうちはエクササイズの時間を短くして、徐々に慣らしていくことにした。2分のエクササイズを1分半に減らし、それを3セット行った。1セットの間には1分ほどの休憩を入れる。テシーは、すぐに呼吸を減らすエクササイズに慣れていった。

次に指導したのは、ウォーキング中に息を止めるエクササイズだ。口を閉じて1分ほど歩き、鼻からゆっくり息を吐き、鼻をつまんで息を止め、そのまま10歩あるく。息止めが終わったら、鼻呼吸のままで1分から2分歩く。そしてまた鼻からゆっくり息を吐き、鼻をつまんで息を止める。

テシーはこのエクササイズにすぐに慣れ、息を止めたまま15歩から20歩あるけるようになった。歩数が伸びるたびに、私はテシーの呼吸が乱れていないか確認した。

歩数が30歩まで伸びると、軽い息苦しさがあっても不安をまったく感じなくなった。テシーの場合は、座ったままよりも、歩いたほうがやりやすかったようだ。息苦しさも一時的だとわかるからだという。

テシーがめざましい進歩を見せたので、今度は呼吸法を根本から変えることにした。胸式呼吸から腹式呼吸に変えて、慢性的な呼吸過多を解消するのだ。ここでのエクササイズは、立って行ってもらった。腹式呼吸には、背筋を伸ばした姿勢がもっとも適しているからだ。

エクササイズの手順は以下のとおりだ。

・**息を吸う**……お腹をゆっくりふくらませる
・**息を吐く**……お腹をゆっくりへこませる

意識する場所を胸からお腹に移すことで、テシーは無理なく胸式呼吸から腹式呼吸に変わることができた。

次のステップは、徐々に呼吸の量を減らし、呼吸のペースを落として、心地いい程度の息苦しさをつくることだ。テシーの場合は、軽い呼吸を3分続け、それから1分休むというペースで行った。これを3セット行い、少し休んでからBOLTスコアを計測したところ、23秒に伸びていた。1時間半のセッションを1回行っただけで、10秒から23秒まで劇的に向上したのだ。

テシーは心が落ち着き、頭がすっきりし、それに自分の呼吸をコントロールできるようになったという。通常、BOLTスコアがここまで急激に伸びることはないが、テシーのような例も実際にある。急激に伸びたBOLTスコアは、セッションが終わって数時間したらまた下がってしまうかもしれないが、エクササイズを続けていれば着実に伸びていく。

最初に会ってから数週間後に話を聞くと、テシーは猛烈に水を飲みたくなった日があったそうだ。それまではずっとソフトドリンクばかり飲んでいたのだが、その日は水をたくさん飲みながら、まるで体中の水分を純粋な水に置き換えているような気分になったという。

自分が進歩することで自信を取り戻したテシーは、心が落ち着き、エネルギーが増え、もう心の空虚な部分を埋めるために食べるようなことはしなくなった。そして、ただ呼吸法を変えただけで、4・5キロの減量に成功した。


酸素アドバンテージ・プログラムのエクササイズを実行し、呼吸パターンを改善するだけで、BOLTスコアが向上し、食欲は正常に戻る。あなたも体の声に耳を傾け、体からのメッセージを読み取ろう。退屈やストレスを解消するために食べるのではなく、本物の空腹だけに反応するのだ。

食事以外で何か食べたくなったら、「私は本当にお腹が空いているのか?」と自分に尋ねるようにしよう。体が食べ物を必要としているときだけ食べるようになると、食欲が正常に戻り、体重を減らすことも、減らした体重を維持することも、ずっと簡単になる。

# Chapter 10

# 呼吸量を減らすことで疲れない体をつくる

弟のリーと、彼の妻のマリーはともに30代の前半で、アイルランドのナヴァンで2人の子供と一緒に暮らしている。仕事も、家庭も、社交生活も、すべてスポーツが中心だ。2人は長距離のランナーで、数週間ごとにトライアスロンやマラソンの大会に参加している。ときにはウルトラマラソンに参加することもある。

スポーツとは縁のない人間から見れば、2人は立派な「運動バカ」だ。現にもう1人の弟で、運動をまったくしないデイヴは、運動のしすぎは健康に悪いという新聞記事をわざわざ切り抜いてリーに送りつけていた。デイヴのようなカウチポテトは、運動好きな人に向かって運動の害を語ることに、無上の喜びを感じるようだ。

たしかに、運動は体に悪いかもしれないという証拠は存在する。アスリートが若いうちに重い病気にかかったり、死んでしまったりすることが実際にあるからだ。運動の健康効果についてはすべての専門家が認めている。だが、やりすぎるとかえって害になるのだろうか？

## 呼吸量が増えると体が酸化して疲れやすくなる

オーストラリアのシドニーに拠点を置くキングホーンがんセンターで、リチャード・エプスタイン教授とキャサリン・エプスタイン教授が、寿命とキャリアの成功に関する研究を行った。[1] 2009年から2011年の間に、『ニューヨーク・タイムズ』紙に掲載された死亡記事を分析したところ、スポーツ選手の平均寿命は77・4歳で、軍人（84・7歳）、実業家（83・3歳）、政治家（82・1歳）よりも短いことが判明した。

77・4歳は早死にとはいえないかもしれないが、それでもなぜアスリートは、体を鍛えていないその他の人よりも寿命が短くなるのだろうか？

加えて、激しい運動をすると酸化ストレスが増加し、老化[2]が早まったり、心臓病[3]や認知症[4]の原因になったりするという事例も報告されている。

健康のために運動したほうがいいと昔からいわれているが、どんな状況で運動が害になるのだろうか？

それよりも大切なのは、健康を害することなく、運動の利点だけを享受するにはどうすればいいのかということだ。

答えは、運動時に体にかかる負荷をコントロールすることにある。

この負荷を具体的にいうと、酸化ストレスだ。酸化ストレスとは、体の酸化反応が強くなりすぎることで、こうなるとフリーラジカルと呼ばれる体にとって有害な物質が発生する。フリーラジカルは、代謝活動で酸素が分解されるときに発生する分子だ。[5]

人は誰でも、呼吸をすることである程度のフリーラジカルをつくっているので、正常な量であれば特に問題はない。人体の防御システムが働き、グルタチオン、ユビキノン、フラボノイド、ビタミンA、E、Cといった抗酸化物質がフリーラジカルを中和するからだ。

しかしフリーラジカルが増えすぎると、防御システムでは対処しきれなくなる。そうなると細胞がダメージを受けて健康が損なわれる。これが酸化ストレスの仕組みだ。

フリーラジカルは反応性が高く、他の細胞を攻撃して組織を損傷し、脂質、タンパク質、DNAに悪影響を与える。運動をすると、呼吸が増えて代謝が活発になるので、いつもよりたくさんのフリーラジカルがつくられる。

呼吸量が増えた結果、つくられたフリーラジカルの量と抗酸化作用のバランスが崩れ、筋肉が弱まったり、疲れたり、オーバートレーニングなどの症状が出る。[6]

## 息を止めるエクササイズで疲れにくい体になる

運動の効果に関する研究によると、定期的な有酸素運動、マラソン、その他の激しい競技を行うと、運動後に抗酸化物質が減り、フリーラジカルの生成が増えると報告されている。[7]ギヨーム・マシュフェールの研究チームが、過酷なランニングと血液の抗酸化作用の関係について研究を行い、『ジャーナル・オブ・アメリカン・カレッジ・オブ・ニュートリション』誌に論文を発表している。

彼らはウルトラマラソンに参加したアスリート6人から血液サンプルを採取した。[8]ウルトラマラソンは地上でもっとも過酷なレースの1つで、参加者は6日間かけてフルマラソンを6回走る。しかもレース中の食料は自分で運ばなければならない。

血液を採取したのは、レース終了から72時間後だ。血液サンプルを検査したところ、「血液の抗酸化作用の能力が著しく変化」したことが確認されたという。マシュフェールのチームは、「このような過酷な競技は、酸化作用と抗酸化作用のアンバランスを引き起こす原因になる」と結論している。

この問題に対処するために、アスリートは定期的に大量の抗酸化物質を摂取することが推奨されている。一見したところは理にかなったアドバイスだ。

しかし詳しい研究によると、酸化ストレスと、運動による筋肉の損傷リスクを軽減するために抗酸化物質を摂取するという方法は、いい結果につながることもあれば、悪い結果につながることもある。[9]

その代わりになるのが、息を止めるエクササイズでBOLTスコアを上げることだ。これは完全に自然な方法であり、増えすぎたフリーラジカルから体を守る効果がある。お金もからず、安全で、サプリメントよりも確実だ。

息を吐いた後に息を止めると、血中酸素飽和度が下がり、その結果として乳酸が増える。それと同時に、血中二酸化炭素濃度が上がり、並行して水素イオン濃度も上がり、血液がさらに酸性に傾く。

息を止めるエクササイズをくり返すと、体がこの状態に慣れ、血液の酸化を遅らせることができるようになる。その結果、乳酸の効果が相殺され、アスリートは疲労を感じることなくさらに運動強度を上げることができるのだ。

研究によると、息を止めるエクササイズを行うと、低酸素血症への耐性が高まり、血液の酸化作用が弱まり、酸化ストレスが消え、乳酸の蓄積が抑えられるという。[10] ダイバーなど、長期にわたって息を止めるエクササイズを行ってきたアスリートは、酸血症と酸化ストレスが大幅に減少することがわかっている。

つまり、息を止めるエクササイズを続けていると、運動によって生成されるフリーラジカルの悪影響を抑えられるということだ。[11]

## 呼吸量を少なくすると体の抗酸化力が高まる

運動誘発性酸化ストレスを緩和する要素については、30年にわたる研究が行われてきた。研究では、運動の種類、長さ、強度、そして運動をする個人の能力も考慮されている。[12]
当然ながら適正な運動量は個人によって異なるが、数多くの研究からわかるのは、酸化ストレスを抑えるには、いつものトレーニングに息を止めるエクササイズを加えるのがいちばんだということだ。
定期的に運動を行うと、体を動かすこと自体にはすぐに慣れるが、急激に増えたフリーラジカルから体を守ることはできない。中度の運動を週に数回のペースで行うぐらいで、運動後すぐに回復できるなら、体に自然に備わった抗酸化作用だけで酸化ストレスから身を守ることができる。[13]しかし平日はまったく運動せず、週末だけ激しい運動をするというタイプの人は、運動がむしろ害になっている可能性が高い。
一方、トレーニングの強度を徐々に上げるのであれば、強度の高いトレーニングでも酸化ストレスを抑える効果がある。[14] たとえば試合前のアスリートであれば、酸化ストレスに備えるために時間をかけてコンディションを整えていくべきだ。

研究によると、十分にトレーニングを積んだアスリートは、正しい準備ができていれば、激しいトレーニングや試合による酸化ストレスに完璧に対処することができる。[15] 実際のところ、軽度の酸化ストレスであれば、むしろ体の抗酸化力が高まる可能性もあるという。

運動時に呼吸が増えるのは自然なことだが、BOLTスコアが低い人は、普通の人よりもさらに呼吸が激しくなる。その結果、生成されるフリーラジカルの量が、運動量に比べて多くなるという傾向がある。

一方でBOLTスコアの高い人は、呼吸量が普通よりも少ないのでフリーラジカルの生成量も少なくなり、ケガ、疲労、早すぎる老化などのリスクが減る。寿命が伸びる可能性もあるだろう。激しいトレーニングを行うアスリートは、トレーニングに息を止めるエクササイズを組み込むだけで、体の抗酸化力を簡単に高めることができる。

アランはアマチュアサイクリストで、年齢は20代前半、アイルランドの西海岸に暮らしている。元来負けず嫌いな性格で、これまで数多くのレースで優勝してきた。

アランが私のところに来たのは、レース後に呼吸が元に戻るまでに30分ほどかかることがあるからだ。回復にそこまで時間がかかるのは、間違いなくレースで体に負荷がかかりすぎているからだ。

アランのＢＯＬＴスコアを測ってみると15秒しかなかった。これは予想どおりの結果だ。このＢＯＬＴスコアは、呼吸量が必要以上に多いということを意味する。激しい運動の後でいつまでも息切れが続くのは、体が多すぎる呼吸量に対処しようとしているからだ。

私はアランにこう説明した。「たしかに君はよく鍛えられていて、レースで優勝する能力もあるが、それは体に多大な犠牲を強いた結果だ」と。

当時の彼は、空咳と鼻風邪の症状に悩まされていた。このまま激しい運動を続けていれば、影響は空咳や鼻風邪ぐらいではすまなくなるだろう。

私はアランに、サイクリングを自分の能力レベルに合わせるようにアドバイスした。ＢＯＬＴスコアを最低でも35秒まで伸ばし、代謝活動に合う呼吸量にする必要がある。トレーニング中はできるかぎり鼻呼吸をすること。口呼吸はどうしても苦しくなったときだけだ。鼻の穴は口よりも小さいので、鼻呼吸にしたほうが呼吸量を少なくできる。

鼻呼吸を維持できるかどうかというのは、トレーニングの負荷を判断する基準になる。鼻呼吸を維持できないというのは、トレーニングの負荷が自分にとっての適正レベルを超えているということだ。これは安全で、導入するのが簡単な方法であり、ゆっくりと確実にＢＯＬＴスコアを伸ばしていくことができる。

そしてＢＯＬＴスコアが伸びれば、トレーニングの強度も上げることができる。

## 安静時と運動時の呼吸を改善すると健康になる

アスリートにとって、ケガは大きなマイナスになる。ケガの痛みだけでなく、やる気が殺がれたり、トレーニングができないことで運動能力が落ちたりするからだ。数日の休みならむしろパフォーマンスの向上につながるかもしれないが、複数の研究によると、休みが４週間前後になると、体に次のような悪影響があるという[16]。

・体重が増える
・体脂肪が増える
・腹囲のサイズが増える
・最大酸素摂取量が下がる

最大酸素摂取量を上げ、フィットネスを維持するためにハードなトレーニングを積んできたのなら、この結果を見てがっかりしてしまうだろう。特に同じことがくり返し起こるなら、やる気を維持するのが難しくなる。

ある人にとっては、ハードなトレーニングこそが、ケガがくり返される原因になっているかもしれない。[17] ケガをして炎症が起こると、フリーラジカルが生成され、それがさらに筋肉にダメージを与える。

一方、トレーニングができなくてもフィットネスを維持する方法はある。酸素アドバンテージ・プログラムには、ケガのリスクを減らすだけでなく、ケガによる運動能力の低下を防ぐ働きもあるのだ。

「軽い呼吸は正しい呼吸エクササイズ」と、「息を止めるエクササイズ」を並行して行えば、最大酸素摂取量と、血液の酸素運搬能力が向上し、乳酸の増加が抑えられ、さらに血行も改善する。これは理想的な組み合わせであり、ケガなどで体を動かすことが制限されても、フィットネスをある程度までは維持することができる。

酸素アドバンテージ・プログラムの大きなボーナスは、運動時も安静時も行えるだけでなく、ケガをしていても行えるということだ。

軽いウォーキングに息を止めるエクササイズを加えれば、強度の高いエクササイズの効果の一部を再現できる。安静時と運動時の呼吸を改善すると、一般的な健康状態が向上し、運動パフォーマンスも向上する。

さらにケガのリスクも下がるので、かつての限界を超えたパフォーマンスを実現できる。

# Chapter 11

# 呼吸量を減らすことで心臓を強化する

2001年9月11日の朝、妻のシネイドから電話があり、テレビをつけるように言われた。ニューヨーク市とペンタゴンで起こっていることを伝える声に耳を傾けながら、私はショックで呆然としていた。シネイドと私は、3カ月前にニューヨークを訪れたばかりだった。同じ日に、ひっそりと別の悲劇も起こっていた。

その1日に、アメリカだけで実に3000人が「心臓発作」と「脳梗塞」で命を失ったのだ。[1] この2つの病気は、アメリカにおける死因のトップ3に入る。同じ悲劇は、翌日の9月12日も、その翌日の13日も起こり、今でも毎日続いている。

ツインタワーの崩壊はおそらく永遠に記憶されるだろうが、心血管病の犠牲者を覚えているのは近親者だけだ。9・11のような大惨事を正確に予測することはできないが、心臓のほうは、きちんとメンテナンスをしていれば健康で長持ちさせることができる。

血管を健康に保つ方法はすでにわかっている。それをきちんと実施していれば、健康で長生きし、人生を最大限に生きることができる。

この章では、一酸化窒素の働きについて探り、さらに理想的な呼吸法を身につけて、心臓と血管を健康に保つためのテクニックについて考えていく。


1867年、スウェーデン人の化学者で、発明家で、実業家のアルフレッド・ノーベルが、ダイナマイトを発明した。ニトログリセリンにシリカを混ぜると、ニトログリセリンだけでつくるよりも安定した爆薬になる。ノーベルは工事で岩を爆破するためにダイナマイトを発明したのだが、後に戦争と破壊をもたらすことになってしまった。

そして発明から数年後、今度は医師たちがまた別の使い道を発見した。ダイナマイトと同じ化学物質には、血圧を下げ、狭心症の症状を緩和する効果もあったのだ。

ニトログリセリンが人体に入ると、一酸化窒素が発生する。この一酸化窒素は、心臓と血管の健康にとても大きな効果がある物質だ。

後にノーベルは心臓病を患い、医師からニトログリセリンを処方されたのだが、この治療を拒否し、友人に宛ててこんな手紙を書いた。

「私がニトログリセリンを処方されるなど、皮肉なこともあるものだ。あれを飲めというのか！　医者はトリニトリンという名前をつけて、化学者や一般大衆を怖がらせないようにしているのだ」[2]

残念なことにノーベルは、破壊するための物質でも、体内に入ると大きな助けになるということが想像できなかったようだ。

1896年、ノーベルは脳溢血で死亡した。[3]そして彼の遺言により、遺産の大半は「人類にもっとも大きな貢献をした人物に賞を与える」ために使われることになった。

ノーベルの真意は誰にもわからないが、アルバート・アインシュタインを含む多くの人は、死の爆弾をつくってしまった罪滅ぼしと、世界平和を推進するためだったと考えている。

ダイナマイト発明によるマイナスの影響を埋め合わせるために、毎年盛大な式典を行って、人類にポジティブな影響を与えた人たちを称えることにしたのだろう。

## 鼻呼吸で生成される一酸化窒素が心臓病を防ぐ

運命の皮肉なのか、ノーベルの死からおよそ100年後、ロバート・ファーチゴット、ルイス・イグナロ、フェリド・ムラドの3人が、一酸化窒素が循環器系の健康を促進することを発見し、ノーベル生理学・医学賞を受賞した。[4]

ノーベルも医者の指示に従っていれば、もう少し長生きできたかもしれない。

万能分子と呼ばれることもある一酸化窒素は、全長10万キロある血管の中で生成される。[5] 鼻腔《びくう》を取り囲む副鼻腔の血管でも、もちろん生成される。

一酸化窒素は血管に「リラックスして拡張しろ」という信号を出す。[6] 一酸化窒素が少なすぎると、血管が細くなり、心臓は血液を全身に送るために圧力を高めることになる。

庭に水をまくホースが途中で縛ってあるようなものだといえば、わかりやすいだろう。水が通りにくくなるので、向こう側から水を出すには、送り出す水の圧力を上げる必要がある。するとと慢性的な高血圧によって動脈が損傷し、プラークやコレステロールが血管内にたまる。おそらくは血餅《けっぺい》（血の塊）もできるだろう。血餅が血管をふさぐと、心臓や脳に血液と酸素が行きわたらなくなり、心臓発作や脳梗塞につながる。[7]

一酸化窒素には、コレステロールを減らす、血管の中にプラークがたまらないようにする、血餅ができないようにするといった、人間の健康にとって欠かせない役割がある。[8]

ノーベル賞学者のルイス・イグナロは、「一酸化窒素は人体に備わった防御機能であり、循環器系の病気をすべて防いでくれる[9]」と言っている。

十分な量の一酸化窒素が生成されると、血行がよくなり、全身に血液が行きわたる。その結果、重要な臓器が酸素と栄養をきちんと受け取ることができる。血管がリラックスすると、心臓が血液を送り出すときの力も正常レベルになる。

一酸化窒素を増やす方法としては、鼻でゆっくり呼吸する、中度の定期的な運動を行う、一酸化窒素を生成する食材を食べる、などがある。

一酸化窒素がつくられる場所は、副鼻腔と血管の内部だ。そのため、ゆっくり鼻呼吸をすると、一酸化窒素が自然に肺に送られ、肺から血液に送られる。

ストックホルムにあるカロリンスカ研究所のヨン・ルンドベリ教授によると、人間の鼻の気道で一酸化窒素が大量に生成されているという。そのため鼻から息を吸うと、一酸化窒素も空気と一緒に肺に送られ、肺の中で血液が酸素を取り込む量を増やすという仕事をしてくれる。[10]

アメリカ国立衛生研究所のデーヴィッド・アンダーソン博士もまた、呼吸法が血圧コントロールのカギを握ると考えている。[11]

ゆっくりした腹式呼吸を行うと血管が広がることはよく知られているが、この現象の仕組みは完全には解明されていない。考えられる説明としては、ゆっくりした呼吸を維持することで体のリラックス反応が活性化し、血液中の気体が正常値になり、その結果として血管が広がるからではないかとされている。[12]

また、運動すると血行がよくなり、血管の内壁が刺激されることで、さらに一酸化窒素が生成される。広島大学大学院医歯薬保健学研究科の研究チームが、運動強度の違いによる血行の変化についての研究を行った。

運動強度とは、運動を行っている本人がどれくらい大変な思いをしているかということだ。たとえば普通に歩くといった運動は、たいていの人が「運動強度は低い」と感じるだろう。続けるのが簡単で、息が切れたり、回復に時間がかかったりしないからだ。

医学誌『サーキュレーション』に発表された広島大学の研究によると、強度の低い運動（ウィンドーショッピングと同じくらいの運動）では、血行を理想的なレベルまで上げることはできないという。

一方で強度の高い運動（速い動きで激しく動く）は、むしろ血行を悪くする。そして中度の運動（早歩き、軽いジョギング、自転車など）をすると、一酸化窒素の生成が増え、全身の血行がよくなるという[13]。

## 一酸化窒素の生成を助ける食べ物を摂取する

このように、運動は一酸化窒素を増やすいい方法だが、食事やサプリメント、鼻呼吸にも同じような効果がある。たとえば、アイルランド人クロスカントリー・コーチのジョン・ダウナーズは、先日私との会話のなかで、選手にビートのジュースを飲ませると言っていた。パフォーマンスが向上し、筋肉の痙攣が減るというのだ。

ジョンは効果のないトレーニングでエネルギーを無駄づかいするような男ではないので、私はビートジュースの効果について、きちんと調べてみることにした。

すると、エクセター大学が行った研究がすぐに見つかった。ビートジュースには、一酸化窒素の生成に必要な硝酸塩《しょうさんえん》が豊富に含まれているのだ。19歳から38歳の男性を集め、1週間の間、ビートジュースを毎日1杯飲んでもらったところ、代わりに水を飲んでいたグループに比べ、運動するために必要な酸素の量が「著しく少なくなった」という。

ビートジュースを飲んだグループは、16パーセント長く自転車に乗っていられた。さらにビートジュースを飲んだグループは、元々高血圧ではなくても血圧が下がったという（正常値の範囲内で）。

まとめると、ビートジュースを飲んでから強度のやや高い運動を行うと、運動中に必要な酸素の量が減るということだ。この現象は、「長期にわたる持久力トレーニングを含め、わかっているかぎり他のどんな方法でも再現できない」[14]という。

この他、魚や青野菜、ダークチョコレート、赤ワイン（1日にグラス1杯が適量）、ザクロジュース、緑茶、紅茶、オートミールにも、一酸化窒素を生成する働きがある。

逆に量を減らしたほうがいい食品は、肉と加工食品だ。

正しい食生活に加え、L－アルギニン（アミノ酸の一種）のサプリを摂るのも一酸化窒素を増やすといわれている（ただしこれは、年齢と遺伝的性質によって効果が異なる）。

鼻呼吸に加えて、食生活を少し変えるだけで、循環器の健康が生涯にわたって維持できる可能性があるということだ。

## 呼吸量を減らして心臓に十分な血流と酸素を送る

自分の心臓や血管の健康について、つねに考えている人はほとんどいない。放っておいても心臓は仕事を続けると信じ、安心してしまっているからだ。

しかし心臓に問題が起こるのは、心臓病の既往歴がある人だけではない。若くて健康な人でも、心臓に何らかの問題を抱えることがある。この種の問題は、正しい準備さえすれば完全に避けることができる。正しい準備とは、一酸化窒素の生成を増やし、呼吸法を改善することだ。

1909年、アメリカ人生理学者のヤンデル・ヘンダーソン博士が、呼吸と心拍数の関係を解明する画期的な研究について発表した[15]。「炭酸欠乏症とショック症状：心拍数を統制する要素としての二酸化炭素」と題された論文のなかで、ヘンダーソン博士は、犬を使った実験について報告している[16]。

犬の肺換気を変えることで、心拍数を1分あたり40以下から200までコントロールできたのだ。「動脈血の二酸化炭素がほんのわずかに減るだけでも、心拍数が上がる」と、ヘンダーソンは言う。

数年前、アンナという名前の30代の女性を指導したことがある。彼女は動悸に悩んでいて、私のところにやって来た。心拍数を測ったところ、安静時は1分あたり90だった。平均は60から80だ。つねに心臓がドキドキするために、「心臓が胸から飛び出しそう」な感覚だという。

何人もの専門家に相談したが、問題はまったく見つからなかった。問題の原因を突き止めるために、アンナはさまざまな検査を受け、心電図も取った。いいニュースは、循環器は健康だとわかったこと。そして悪いニュースは、動悸の原因が見つからなかったことだ。検査の結果を受けてアンナは、自分の症状は現代医学では治せないと判断した。残念ながらこの種の問題を抱えているのは、アンナだけではない。

呼吸器専門医の故クロード・ラムは、アンナと同じ症状を訴える患者の記録を数多く残している。彼らもまた、検査では異常はまったく見つからなかった。彼らの共通点を1つあげるとするなら、それは呼吸過多であるということだ[17]。

多くの人が苦しむ謎の症状を解明するカギは、もしかしたらここにあるのかもしれない。

アンナと夫は考えつくかぎりの手段を試しているうち、偶然にも私の仕事を発見した。呼吸過多が動悸の原因になることもあると知り、2人はやっと答えが見つかった気がして安心したという。失うものは何もないと考えて、私のコースに参加することにしたのだ。

クリニックに初めてやってきたときのアンナは、一見したところまったくの健康体だった。年齢は30代前半、小柄でスリムな体型だ。私は相手に気づかれないように、呼吸法をそっと観察した。鼻呼吸ではあるようだが、数分おきにため息をついているのが気になった。それに、肩を持ち上げて大きく息を吸うことがある。ため息が多い人はこれまでにたくさん見てきたが、たいてい不安の症状を訴えていた。

ため息は口呼吸と同じで、本人は気づいていない習慣だ。

私はアンナに、動悸の問題を解決するには、ため息をやめることが大切だと説明した。たいていのため息は無意識のうちに出てしまうが、ため息をコントロールして数を減らす方法もたしかにある。ため息が出そうになったら、息を止めるか、息を飲み込む。もし気づかないうちにため息をついてしまったら、そこから10秒間息を止める。息の吐きすぎを補うためだ。

加えてアンナには、リラクゼーションのエクササイズと、「軽い呼吸は正しい呼吸エクササイズ」もやってもらった。エクササイズは10分を1セットとして、1日に6セット行う。また日常生活で自分の呼吸をつねに意識し、静かで落ち着いた呼吸を保つようにしてもらった。

1週間後、アンナと夫はまた私のところにやって来た。症状がだいぶ楽になり、心拍数も正常レベルの1分あたり60から70になったという。

呼吸過多と循環器の問題はこれまで何度も扱ってきたが、アンナが来たころはほぼ初めてのケースだった。だから、忘れられないケースでもある。呼吸過多が人間の健康に幅広い影響を与え、ときには深刻な症状にもなることが実感できたからだ。

呼吸と心拍数の関係を知りたかったら、まず自分の脈を取り、それから5回か6回、速いペースで大きく口呼吸をしてみるといい。すると数秒のうちに、心拍数が上がるのがわかるだろう。そこでゆっくりした鼻呼吸に切り替えると、心拍数はすぐに下がる。

呼吸の量とペースがそこまで心拍数に大きな影響を与えるなら、間違った呼吸法を身につけていると、長期的な心臓の健康に甚大な影響があるに違いない。

心臓は人体でもっとも重要な臓器だ。そして心臓も筋肉なので、正常に働くためには十分な血流と酸素が必要だ。

ヘンダーソンも指摘していたように、呼吸量が多すぎると、血中の二酸化炭素濃度が下がることになる。低炭酸症（ヘンダーソンは炭酸欠乏症と呼んでいた）になると、血流が減り、心臓に行く血液も減る。[18] その結果、循環器の機能に障害が出る。

血中の二酸化炭素が少なくなると、赤血球が酸素を手放さなくなるので、心臓に酸素が行きわたらなくなるのだ。[19] 一方で、呼吸を正常なレベルまで減らすと、血中の二酸化炭素が増え、血行がよくなり、酸素が体中に行きわたり、心臓も正常に機能できるようになる。

## 呼吸の量が増えるほど心臓の問題も増える

心筋梗塞や心臓発作は、心臓への血流が著しく減少したか、またはまったく血液が行かなくなったときに起こる。血液が入らないので酸素が不足し、心臓の筋肉の一部が損傷を受けたり、または死滅したりする。

心臓発作は、運動中、運動後、そして心理的に大きなストレスがあったときに起こることが多い。どれも呼吸の量が増える状況であり、呼吸が代謝に必要な量を上回ると、肺と血液から二酸化炭素がなくなり、血流が減って心臓に運ばれる酸素も減る。[20]

心臓発作を起こした患者の10パーセントに、過呼吸と似た症状が認められる。[21] ある研究によると、患者の3パーセントから6パーセントに、心筋梗塞を起こした直後の血管造影で正常所見が認められたという。[22] これは、心筋梗塞を起こしたのは心臓に何らかの問題があったからではなく、呼吸過多が原因という可能性も十分にあるということを示すものだ。

呼吸過多による心臓への血流の減少は、ある人にとっては心筋梗塞の原因の一部、または全部になるかもしれない。それはつまり、呼吸法と、呼吸の結果による血中二酸化炭素濃度が、心臓の健康に大きな影響を与えているということだ。

ここでは心臓発作を起こした人など、心臓に何らかの問題がある人は、通常よりも呼吸量が多いのかということを検証していく。また呼吸法を改善することで心臓病は予防できるか、ということも合わせて考えていく。

心臓に何らかの問題を抱えている人は、健康な人よりも呼吸量が多く、呼吸が激しくなる傾向がある。一方、呼吸量を正常に近づければ、心臓病の症状が緩和されることも多い。ということは、最初から軽い呼吸を身につけていれば、そもそも心臓病にもならなかったのだろうか?

中度から重度の心臓病患者を20人集めて呼吸量を調べたところ、1分間につき15・3リットルから18・5リットルだった。[23] 正常値は1分あたり4から6リットルであることを考えると、1人で2、3人分の呼吸をしていることになる。

他の研究でも、慢性的な心臓病患者は呼吸量が多い傾向があるという結果になっている。[24] また呼吸量が多い患者は、運動時に息切れを感じることも多い。

安静時の呼吸を見れば運動時の呼吸もわかるので、これは特に驚くに値しない結果だろう。安静時に胸を動かして呼吸している人は、運動時に息切れを感じ、またさらに呼吸量を増やすことになる。こうやって呼吸過多の悪循環は続いていく。

これらの研究からもわかるように、呼吸法と心臓の健康の間には明らかな関係がある。呼吸の量が増えるほど、心臓の問題も増えるという関係だ。呼吸が増えると、血液を体に送り出す機能が衰えるだけでなく、心臓の一部への血流も減り、酸素が十分に行きわたらなくなる。

## 呼吸法のエクササイズが心臓病の症状を緩和する

２００４年、『循環器疾患予防とリハビリテーションのヨーロッパ・ジャーナル』に、心臓発作を起こした55人の男性を対象にした研究が発表された。[25] 彼らに呼吸エクササイズのプログラムを実施してもらったところ、1分あたりの呼吸量が劇的に減少したという。18・5リットルから9・8リットルへと、およそ50パーセントの減少だ。

正常な呼吸量は4から6リットルだということを考えると、心臓発作を起こした人も、呼吸量が正常よりかなり多くなっていることがわかる。

それでも簡単な呼吸エクササイズを行うだけで、呼吸量を正常に近づけることができた。さらに呼吸エクササイズを実施した患者では、動脈血の二酸化炭素濃度が高まるという結果になった。33・2mmHgから正常値の範囲でもっとも高い44・2mmHgに増えたのだ。

呼吸量が正常に近づき、呼吸器の機能も向上したことを受けて、この研究を行った研究者は、呼吸法のエクササイズは心臓発作後のリハビリとして有効であると推奨している。[26]

また別の研究でも同じ効果が確認され、呼吸法のエクササイズが呼吸器の機能を改善し、心臓病の症状を緩和することが証明されている。[27]

私は長年にわたって、通常よりも呼吸量がかなり多い若いアスリートをたくさん見てきた。このChapterでは、点と点を結びつけ、呼吸量と心臓病の関係を明らかにすることを目指した。

呼吸量が多すぎると、心臓の酸素が減り、心臓発作や慢性的な心臓病につながる。十分に酸素が行きわたっていない心臓は、激しい運動に耐えることができないのだ。

原因はわかっているというのに、健康な若者が予期せぬ心臓発作で命を失うニュースが後を絶たない。そんなニュースを聞くたびに、私はいつも考える。

もし正しい呼吸法を身につけ、鼻で呼吸していたら、この子は死なずにすんだのだろうか？

アスリートでも、そうでなくても、呼吸の量は生死を分ける問題だ。

呼吸法への関心がさらに高まれば、若い命を救うことができるだろう。

# Chapter 12
# 呼吸量を減らすことで喘息を治す

43歳のジュリアンは、子供のころから喘息持ちだった。

子供のころは、咳止めの薬を飲んだり、きれいな空気を求めて海岸へ行ったり、ヤカンから吹き出る蒸気を吸い込んだりと、いろいろな治療を試した。夜になって喘息の発作がひどくなると、ジュリアンはよく窓から顔を出して呼吸をしたという。

1980年代の終わりまで、ジュリアンはさまざまな薬を処方され、さらには吸入治療を行うために病院にも通っていた。この薬と通院のサイクルは何年も続いた。体を鍛えていたにもかかわらず呼吸困難は続き、夜中になると発作がひどくなったという。

2006年になっても、ジュリアンは子供のころよりもさらにたくさんの喘息薬を飲み、健康状態はさらに悪化していた。これは完全な悪循環であり、喘息が彼の人生全体に暗い影を落としていた。

2007年のはじめ、ジュリアンは、鼻呼吸や軽い呼吸、歩きながら息を止めるエクササイズを教える私の講座に参加した。そしてジュリアンが喘息の症状を改善する薬を飲んだのは、その日が最後になった。それから半年のうちにジュリアンの喘息は劇的に改善し、2007年のクリスマスまでに予防薬を飲むのもやめてしまった。さらに体力がつき、1日に1マイル（約1・6キロ）泳ぎ、それを週に5日続けられるようになった。

2008年、ジュリアンはついに主治医から「喘息は治った」とお墨付きをもらった。それから3年間、ジュリアンはハードなエクササイズを続けた。8時間の強度の高い室内サイクリング、サーキットトレーニング、ストレッチなどだ。

それと並行して、私の講座で習った鼻呼吸や呼吸を減らすエクササイズも続けている。呼吸法を変え、エクササイズを増やし、さらに食生活も変えたことで、ジュリアンの運動パフォーマンスは向上し、エネルギーとスタミナもつき、以前よりもずっと活動的になった。40歳になった2012年には、ハーフマラソンを5回走り、トレーニングで走った距離は1200キロを超えた。3回目のハーフマラソンで1時間46分という自己ベストを出し、その2週間後にはベルリンでフルマラソンを完走した。タイムは3時間57分だった。

ジュリアンの人生は、わずか6年の間に激変した。たまたま私の本を読んで講座に参加したことで、体調を改善して喘息から完全に解放され、立派なタイムでハーフマラソンとフルマラソンを走れるようになったのだ。

## 喘息の症状が重くなるほど呼吸量が増える

「asthma（喘息）」という言葉の語源は、ギリシャ語の「ハーハー息をする」という言葉だ。喘息はずっと昔から存在する病気だが、患者がここまで増えたのは最近のことだ。

運動誘発性喘息になるのは、全人口のほぼ4パーセントから20パーセントと考えられていて、ある種のスポーツをするアスリート人口では11パーセントから50パーセントになる。[1] 興味深いことに、サッカー選手の55パーセント、バスケットボール選手の50パーセントが、喘息につながる気道狭窄《きどうきょうさく》の症状を見せているが、水球の選手になるとその数は激減する。[2] この理由については、また後で詳しく見ていこう。

そもそも喘息の原因は何なのか。

もっとも一般的な説によると、衛生環境が原因とされている。身の周りが清潔すぎて子供が雑菌に触れる機会が少ないため、免疫機能が発達しないという考え方だ。

次に一般的な説では、大気汚染が原因だと考えられている。たしかに大気汚染はきっかけになっているかもしれないが、根本的な原因であるとはかぎらない。私の暮らすアイルランド西部は、空気はきれいだが喘息患者は多い。喘息に関しては、おそらく他にもっと大きな原因があるのではないか。

たとえば、慢性的な呼吸過多だ。もしこの説が本当だとしたら、呼吸の量を減らせば喘息の症状も改善されるはずだ。喘息の原因と症状を観察し、喘息が心理面に与える影響を考えると、喘息治療のなかで呼吸エクササイズがいかに大切かがわかってくる。

喘息は呼吸が困難になる病気なので、まずは間違った呼吸法を改善する必要がある。この治療法は特に新しいものではなく、古代ギリシャの医師ガレノスや、16世紀に活躍したスイス人医師のパラケルススも、息を止めるエクササイズや呼吸エクササイズを使って、咳や気道狭窄の治療を行っている[3]。

喘息患者の多さは、豊かさとも関係している。経済的に豊かになるとライフスタイルが変わる。加工食品が増え、競争社会のストレスが増し、室内の気密性が高くなり、体を動かすことが減り、座ったままの仕事が増える。

今から50年前は、生活も仕事も今とはまったく異なり、そして喘息患者もはるかに少なかった。そのころのライフスタイルをふり返ってみると、自然な食品を食べ、競争のストレスも少なく、家の中は風通しがよく、たいていの人が肉体労働に従事していた。

このライフスタイルのおかげで呼吸の量は正常に保たれ、その結果として喘息が今ほど広まっていなかった。

すでに見たように健康な大人にとって正常な呼吸の量は、[4] 1分あたり4リットルから6リットルだ。[5] しかし喘息持ちの大人では、1分あたり10リットルから15リットルになる。適正量の2倍から3倍だ。こんな呼吸を毎日続けていたらどうなるか想像してみよう。

安静時の正常な呼吸は、静かで落ち着いた腹式呼吸だ。鼻で息を吸い、鼻で息を吐く。一方で喘息持ちの人は、慢性的に口呼吸で、ため息が多く、よく鼻をすすり、呼吸時に胸が動くのが見える。喘息の症状が悪化すると、息がゼーゼーしたり、息苦しくなったり、呼吸のペースも速くなったりする。[6]

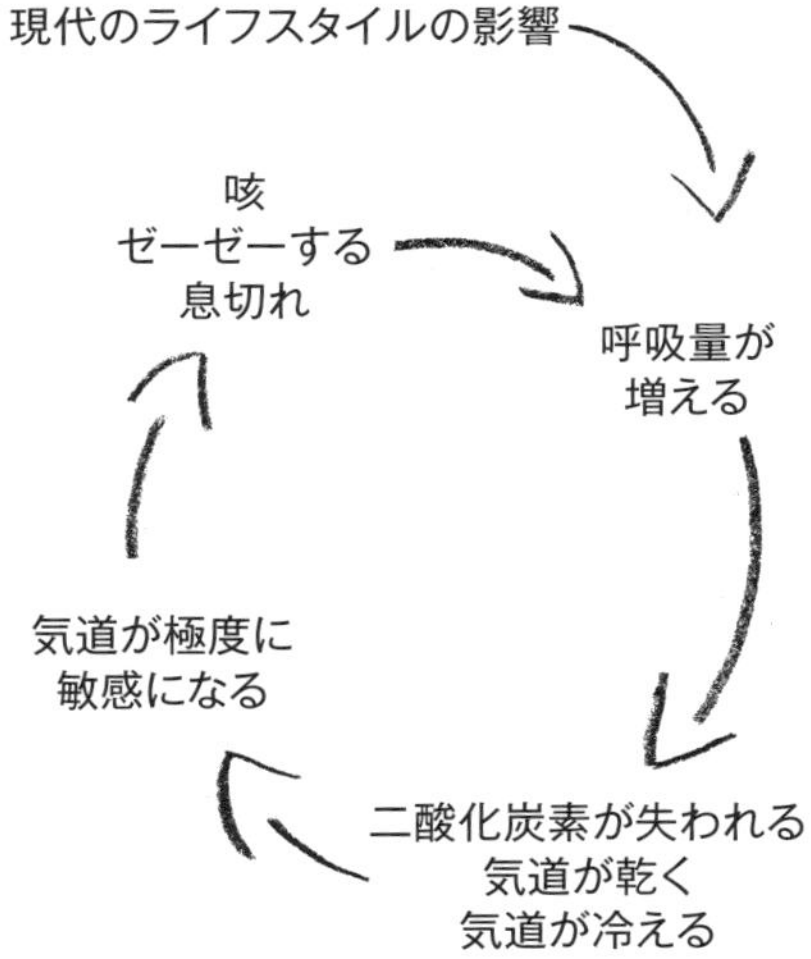


つまり喘息の症状が重くなるほど、呼吸量もさらに増えてしまうということだ。

喘息患者の呼吸量が多いことは昔から知られているが、それが喘息の原因なのか、それとも結果なのかということはよく考える必要がある。気道が狭くなって息苦しくなると、もっと息を吸って楽になろうとするのが自然な反応だ。いずれにせよこれは悪循環であり、気道が狭くなると呼吸量が増え、それがさらに気道を狭くすることにつながる。

こうやって状態が悪化し、間違った呼吸法が定着してしまうのだ。

## 呼吸量を正常に戻すことが喘息治療の第一歩

呼吸過多が喘息の原因かどうかを調べるには、喘息持ちの人を集めて呼吸エクササイズをしてもらい、呼吸量を正常に戻して、その結果を見る必要がある。

ブリスベンのメイター病院がその研究を行った。[7] 喘息持ちの大人の呼吸量が1分あたり14リットルから9・6リットルに減ると、喘息の症状が70パーセント減少し、発作止めの薬の使用は90パーセント減少、そして予防薬のステロイドの使用は50パーセント減少した。

この研究により、呼吸量の減少と喘息の改善の間に、直接的なつながりがあることが証明された。呼吸量が正常に近づくほど、咳、息がゼーゼーする、胸が締めつけられる、息切れといった喘息の症状の改善も大きくなる。

一方、実験の統制群（呼吸訓練は行わず、病院で昔からやっている喘息対策プログラムだけを実行したグループ）は、症状がまったく改善しなかった。その理由は、呼吸量が変化しなかったからだとしか考えられないだろう。[8]

さらに他の研究でも、呼吸量と喘息の関係が証明されている。[9]

２００２年以来、私は数千人の喘息患者（大人も子供も含む）を対象に、喘息を根本から治療する指導を行ってきた。つまり、呼吸過多の改善だ。動物の毛や皮膚のかけら、ホコリ、ダニ、運動、大気汚染、清潔すぎる環境、気候の変化などは喘息の原因と勘違いされることが多いが、実際はただの引き金でしかない。

私の経験からいえば、喘息患者の大部分は、呼吸量を減らすだけで症状を劇的に改善できる。喘息の根本的な原因は、ほぼ１００パーセント呼吸過多だ。患者が呼吸エクササイズの内容を理解し、時間をかけてきちんと実行すれば、いつでもいい結果につながっていく。

呼吸を減らすエクササイズを行えば、喘息の症状が改善し、薬の使用も大幅に減少する。[10]この現象は、科学的な研究や実験によって何度も証明されてきた。つまり喘息の原因が呼吸過多であることに、疑いの余地はないということだ。もちろん喘息のために息苦しくなり、そのせいで呼吸量が増えるということもあるが、これは悪循環の一部にすぎない。

現代社会のライフスタイルの影響で呼吸量が増え、遺伝的に喘息になりやすい人が喘息を発症する。そして症状が重くなると、呼吸量がさらに増え、症状がさらに悪化する。

この悪循環を理解することは大切だが、喘息治療の第一歩は、呼吸量を正常に戻すことであるべきだ。

慢性的な呼吸過多を改善する最初のステップは、口呼吸から鼻呼吸に切り替えることだ。鼻呼吸はすべての人の利益になるが、特に喘息持ちの人のとっての恩恵は計り知れない。呼吸量が通常より多くなると、口を開けてさらにたくさんの空気を肺に送り込もうとする。喘息と診断された人は、鼻呼吸だけでは空気の量が足りないと感じ、口を開けて呼吸することになる。[11] 口呼吸が喘息に与える影響は次のとおりだ。

・口から吸った空気はフィルター機能を持つ鼻を通っていないので、空気中の汚染物質や、細菌、バクテリアがそのまま肺に入る[12]
・吸った空気を適正な温度と湿度にするのは、口よりも鼻のほうがずっと得意だ[13]
・鼻の穴よりも口のほうが大きいので、口呼吸では呼吸量が多くなり、大量の二酸化炭素が吐き出される（二酸化炭素には気道を拡張する働きがあるので、量が少なくなると気道はさらに狭くなる）
・鼻呼吸と違い、口呼吸では一酸化窒素の利点を活用することができない[14]（一酸化窒素には肺を守る働きがある）

以上の要素をすべて考慮すると、口呼吸が原因で肺の機能が低下し、喘息の症状が悪化するのも不思議ではないだろう。[15]

さらに安静時だけでなく、運動時も鼻呼吸をすることが大切だ。

『アメリカ呼吸器疾患レビュー』誌に掲載された論文によると、運動誘発性喘息の患者は、「自然に呼吸をする」ように言われると、無意識のうちに口呼吸になったという。運動中に口呼吸を行うと、気道がさらに狭くなる。[16] 一方で、運動中に鼻で呼吸するよう指導したところ、運動誘発性喘息の症状はまったく出なかった。論文は次のように結論している。「簡単に言えば、運動誘発性喘息の症状を緩和したり、または完全になくしたりするには、鼻呼吸が欠かせないということだ」[17]

## BOLTスコアの改善が喘息を治すカギ

喘息持ちのアスリートが、他のトレーニングよりも水泳を好むのは、偶然ではない。水泳中は顔が水につかっているので、肺に入る空気の量が減り、二酸化炭素への耐性が高まる。息継ぎは口呼吸だが、呼吸量が減ったことの利点を享受できるからだ。アスリートではない喘息患者も、水泳を好むことが多い。お腹と胸が水圧で軽く押されることでさらに呼吸量が減り、運動パフォーマンスが向上するからだ。

呼吸パターンと呼吸量ということに関していえば、喘息患者にとって陸上でのエクササイズと水泳の違いはとても大きい。[18] 陸上では、水中と違って呼吸が制限されないので、簡単に呼吸過多の状態になってしまうからだ。その結果、気道が狭くなり、血中二酸化炭素濃度が低くなり、ＢＯＬＴスコアが下がる。

喘息持ちの人が安静時に呼吸過多にあるなら、運動時も呼吸過多になる。そしてそれは、運動誘発性喘息の症状につながる。一方、水の中でのエクササイズは呼吸量が制限されるので、正常レベルに近づくことができる。

喘息患者には水泳がいいとされるのはそのためだ。

このChapterの冒頭で、アスリートと気道狭窄に関する数字を見たのを覚えているだろうか。サッカー選手の55パーセント、バスケットボール選手の50パーセントが気道狭窄だったが、水球の選手の場合は0パーセントだった。[19] ここまで極端な違いが出る理由は、いったいどこにあるのだろうか。もうおわかりだろうが、答えは単純だ。

水球選手は、トレーニングで息を止めたり、水中を泳いだりする。その結果、二酸化炭素への耐性が高まり、一酸化窒素が増え、呼吸の量が減る。そして呼吸量が正常になれば、喘息の症状は出なくなる。

自分は喘息持ちだが、水泳はしたくないという人はどうすればいいのだろうか。

そんな人たちのためにもいい方法がある。それは、酸素アドバンテージ・プログラムだ。

このプログラムは、水泳の利点をすべて備えているだけでなく、それ以上の利点もある。

水泳はたしかに健康にいい面もあるが、塩素で消毒された水の中に長時間いると、喘息がかえって悪化する恐れがある。[20] 塩素が肺の組織にダメージを与えることがあるからだ。

加えて水泳中はたしかに呼吸量が減るが、泳いでいないときの呼吸に変化はない。スイマーの多くは、水から出るといつもの口呼吸に戻り、そのせいで運動パフォーマンスが制限され、喘息の症状もそのままだ。

喘息を治すには、本書で紹介した酸素アドバンテージ・プログラムを実行して、BOLTスコアを伸ばすことがカギになる。一般的には、BOLTスコアを40秒まで伸ばすことが目標だ。BOLTスコアは、朝起きてすぐに計測すると正確な数字がわかる。

BOLTスコアが20秒未満なら、喘息の症状もそのままだろう。一方、朝起きてすぐのBOLTスコアが20秒を超えたら、息がゼーゼーする、咳、息切れ、胸の痛みといった症状は消えていくはずだ。

ここで注意してもらいたいのは、たとえBOLTスコアが20秒を超えても、何らかのきっかけがあれば喘息の症状は出るということだ。症状を完全に消すには、40秒以上になる必要がある。また、BOLTスコアの向上を目指してプログラムを実行していても、何らかの症状が出ることもある。どんな症状が出るかは、個人の病歴や周りの環境によって異なる。

## 喘息を治すエクササイズ

喘息の症状を完全に消せるかどうかは、2つの要素によって決まる。

1つはBOLTスコアの数値で、もう1つは喘息の症状が出てからエクササイズを始めるまでの時間だ。症状が出たらすぐにエクササイズを行ったほうがいい。

症状が出ても放置して、自然に消えてくれるのを待っていると、かえって悪化して治りにくくなる。喘息の症状をよく経験する人なら、咳や息がゼーゼーするといった症状は、放っておくとどんどん悪くなるのを知っているだろう。だから、症状が出たらすぐにエクササイズを行うことが大切だ。

このエクササイズには喘息を治す効果があるが、必ず事前に医師に相談してもらいたい。そして許可が出たら、280ページのイラストの指示を参考に、症状が出るたびにエクササイズを行う。

10分たっても症状が消えなかったら、症状を止める薬を飲む。

もし発作などの激しい症状が出たら、そのときはすぐに薬を飲むこと。また発作用の薬を飲んでも2分以内に症状が消えなかったら、すぐ病院に行ったほうがいい。

・鼻で小さく静かに息を吸い、鼻で小さく静かに息を吐く
・鼻をつまんで息を止め、10歩から15歩あるく
・立ち止まって鼻から手を離し、鼻呼吸で呼吸を回復する
・30秒から60秒はそのままで待ち、最初からくり返す
・息を止めたまま10歩から15歩あるいて立ち止まり、鼻呼吸で30秒から60秒休む
・軽い症状であれば、歩数をもっと伸ばせるかもしれない
・このエクササイズを最低でも10分続ける

運動誘発性喘息を避けるには、鼻呼吸を習慣にしてBOLTスコアを上げることの他に、ウォームアップを適切に行うことも大切だ。最低でも10分はウォームアップにあてること。おすすめのウォームアップは、早歩きをしながら、1分おきぐらいに中度から強度の息を止めるエクササイズを行うという方法だ。10分のウォームアップが終わったら、ペースを上げて、息を止めている間できるだけ速く歩くようにする。口を開けて息をしたくなったら、ペースを落とす。エクササイズが終わったら、呼吸が通常のペースに戻るのを待つ。

呼吸量を減らすエクササイズと鼻呼吸を行うと、喘息の症状は驚くほどあっという間に改善するだろう。簡単な方法なのだから、すぐに実行して1日も早く喘息の苦しみから解放されよう。

## 喘息の症状を止めるエクササイズ

小さく息を
吸う

小さく息を
吐く

息を止め、
10歩から15歩
あるく

呼吸が回復するまで、
30秒から1分
立ち止まる

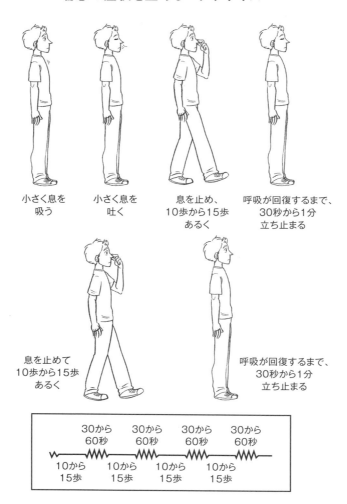

息を止めて
10歩から15歩
あるく

呼吸が回復するまで、
30秒から1分
立ち止まる

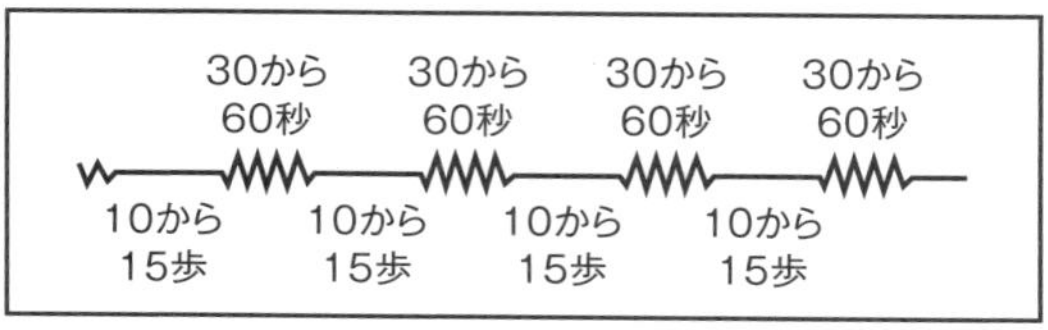

# Chapter 13
# 鼻呼吸に変えると顔が正常に発達する

1704年、ダーレー・アラビアンという名前の種馬がシリアからイギリスにやって来た。現在、牡のサラブレッドの95パーセントが、ダーレー・アラビアンの子孫だ[1]。

私の母校、ダブリン大学トリニティ・カレッジで、遺伝学者のパトリック・カニンガムの研究チームが、200年さかのぼって100万頭近い馬の血統を調べるという研究を行った[2]。その結果、サラブレッドの能力は、その30パーセントが遺伝だけで決まるということがわかった。生まれつきか、それとも育ちかという議論があるが、この研究結果を見ると、生まれつきがかなり大きな要素を占めているようだ。

運動パフォーマンスに大きく影響を与える1つの分野があり、これは生まれつきと育ちの両方が関係している。それは、子供時代の顔とあごの発達だ。

ここで、有名なオリンピック・メダリストたちの顔を思い出してもらいたい。ウサイン・ボルト、サンヤ・リチャーズ＝ロス、スティーブン・フッカー、それにロジャー・フェデラー。彼らをはじめとするトップアスリートを見て、まず目につくのは、ほお骨とあごが発達していることだ。

アスリートとして成功するには、立派な気道が欠かせない。そして立派な気道の持ち主は、骨格がよく発達した顔になる。小さいころにいつも口を開けていたり、指しゃぶりがやめられなかったりすると、顔が正常に発達しなくなる。

たとえばマイケル・フェルプスは、オリンピック史上もっとも成功したアスリートだが、顔が正常に発達していないトップアスリートといううまれなケースでもある。彼は顔が細長く、あごも発達していない。この顔の形から判断するに、幼いフェルプスが口呼吸だった可能性は高い。そしておそらく10代のはじめに歯列矯正を行ったのだろう。

彼が水泳を選んだのも、いちばんうまくできるスポーツだったからだと考えられる。水泳自体に呼吸を制限する効果があり、間違った呼吸法の悪影響が軽減されるからだ。

## 口呼吸が習慣の子供は顔が正常に発達しない

自然は人間を鼻で呼吸するようにつくったが、多くの子供（特に喘息や鼻づまりの症状のある子供）は、慢性的に口で呼吸している。[3] ブラジルの研究チームが、370人の3歳から9歳の子供を無作為に選んで調べたところ、全体の55パーセントが口呼吸だった。

口呼吸が習慣になっている子供は、顔が正常に発達しない傾向がある。顔の幅が狭く、あごが細く、歯並びが悪い。あごが発達せず、理想的な位置よりもくぼんでいるため、気道が狭くなる。

あごが発達していないことの影響を、自分でたしかめてみよう。

まず口を閉じて、あごを前に突き出し、鼻で呼吸する。あごの後ろを空気が通っていくのがわかるだろう。次に、今度はあごをできるだけ引っ込めて、同じように鼻で息をする。のどが締めつけられて息がしづらいはずだ。顔の骨格が正常に発達しないと、これと同じ状態になる。気道が制限されているために、息苦しくて口呼吸になってしまうのである。

また唇と舌の押す力も、子供の顔の発達を決めている。唇と頬が顔を内側に押し、舌は外側に押している。口を閉じると、舌は上あごにくっつくだろう。このときの舌による押す力が、上あごの形を決める。

舌は幅が広く、先端がU字型になっているので、上あごの形も幅の広いU字型になる。言い換えると上あごの形は、舌の形を反映しているということになる。幅の広いU字型をした上あごは、すべての歯をきれいに配列するのに理想的な形だ。

ところが、口呼吸をしていると、舌が上あごにくっつくことがない。自分でやってみればよくわかる。口を開けて、舌を上あごにくっつけて、そのまま口で呼吸してみよう。舌がじゃまになって空気があまり入ってこないはずだ。

そのため、口呼吸をする人は、舌が下あごの上に置かれているか、宙ぶらりんの状態になっている。これでは上あごに舌の力が伝わらないので、V字型の狭いあごになってしまう。その結果、顔が細くなり、細いあごに歯がすべて収まりきらないので歯並びが悪くなる。口呼吸の子供の顔が細長くなることは、昔から報告されている現象だ[4]。


子供時代に口呼吸をすることのもう1つの影響は、あごの位置だ。あごの発達は、気道の上部（上気道）の広さに直接的な影響を与える。上気道に含まれるのは、鼻、鼻腔、鼻咽《びいん》喉《こう》、咽頭《いんとう》、喉頭《こうとう》だ。高い運動パフォーマンスを実現するには、広い上気道が必要になる。

高いBOLTスコアと効果的な呼吸法もたしかに不可欠だが、抵抗なく空気を取り込める気道も同じくらい重要なのだ。たとえ効果的に呼吸できても、気道が細いストローぐらいしかないマラソン選手は、記録を伸ばすことはできないだろう。

正常に発達した顔は、前に張り出している。口呼吸の子供は舌を上あごにつけないので、舌の力で正しいあごの形をつくることができない。あごが前方に発達するという本来の形から外れることになる。その結果、奥に引っ込んだあごのせいで気道が狭められる。顔の下半分と気道が正常に発達するには、子供のころからの鼻呼吸が欠かせないということだ。

鼻で呼吸し、口を閉じて舌を上あごにつけていると、顔が正常に発達する助けになる。

私が口呼吸から鼻呼吸に切り替えたのは、1990年代の終わりで、年齢は20代の前半だった。しかし、正しい舌の位置を知ったのは、筋機能療法士のジョイ・モーラーとバーバラ・グリーン、カレン・サミュエルと知り合った2006年のことだった。それまでは、正しい舌の位置など考えたこともなかった。そしておそらく、私の舌は上下のあごのどちらにもつかず、宙ぶらりんの状態だっただろう。

ジョイとバーバラ、カレンは、3人合わせて100年近くかけて、正しい舌の位置と顔の筋肉の使い方を指導している。あごや歯の発達にさまざまな悪影響を与えている問題を解決するためだ。

口で呼吸していたり、舌をだらんとさせていたり、間違った飲み込み方などをしていたら、歯列矯正に大金をかけても無駄に終わってしまうかもしれない。そもそも、そういった悪い習慣がなかったら、歯列矯正が必要な状況にはならなかっただろう。

正しい位置にある舌は、表面積の4分の3ほどが上あごにくっついている。そして舌の先は、上の前歯の裏に触れている状態だ。鼻呼吸と同じように、舌の正しい位置も最近になってわかったわけではない。東洋のヨガと仏教では、数千年も前から教えられていたことだ。

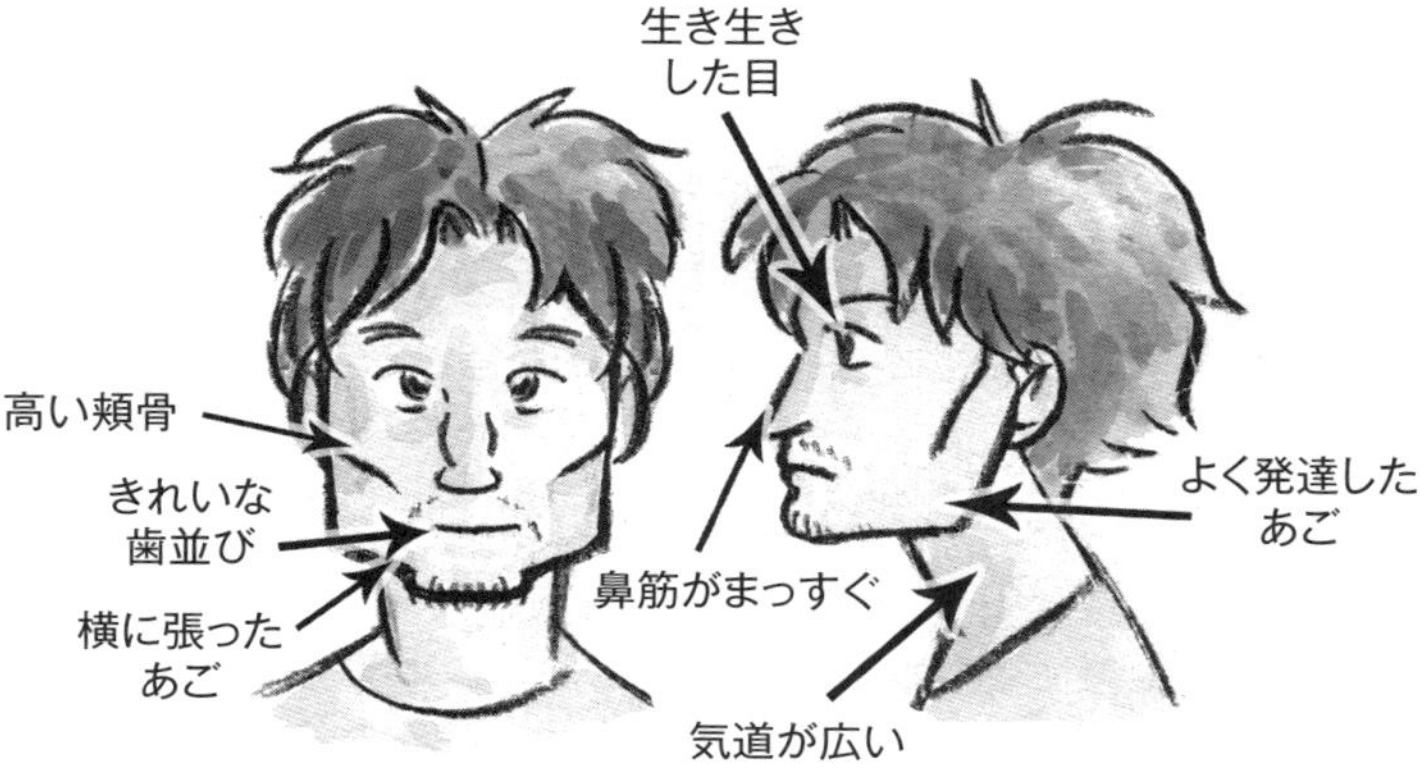


1968年にアメリカにクンダリーニヨガを伝えたヨギ・バジャンは、上あごと舌の先が人体でもっとも重要な部分だと言っていた。[5] 古代仏教のパーリ仏典にも、ブッダが飢えを忘れ、精神をコントロールするために、舌を上あごにつけていたという記述がある。[6]

上のイラストは、鼻呼吸をする人の顔の特徴を表している。モデルはアイルランド代表サッカー選手のロビー・キーンだ。

正常に発達した顔は、あごがしっかりしていて、頬骨が高い。気道の広さと顔の幅も注目ポイントだ。あごは力強く、鼻の先と同じくらいの位置まで前に出ている。漫画家がマッチョな男性の絵を描くと、だいたいあごが強調されているはずだ。社会的にも、顔の幅が広く、あごが発達している人は、いわゆる「あごのない」人に比べ、健康で魅力的だと思われる。

それに加えて、どうやら収入も多くなるようだ。カリフォルニア大学リバーサイド校経営学部の研究者によると、あごの広い男性は交渉で勝つ確率が高く、ボーナスの交渉であごの細い男性よりも2200ドル多く勝ち取るという[7]。

また同じ研究者の別の調査では、あごの広い男性がトップを務める会社は、他の会社よりも業績がいいという結果になった[8]。社会人類学でも、人間の社会的ランクや役割は顔で決まると考えられている。つまり、美しさは表面だけの話ではないということだ。

アリストテレスも、「美はどんな言葉よりも効果のある推薦状だ」と言っている。

口呼吸の人は、あごがへこんでいて、気道が狭い。その結果、運動パフォーマンスも制限される。また、目はどんよりとして生気がなく、顔は下にさがり、頬骨の形もはっきりしない。慢性的な口呼吸は体の姿勢にも影響を与え、筋力が弱まり、猫背になり、呼吸が阻害される[9]。興味深いことに、調査によると口呼吸は男性のほうが多いという。

次ページのイラストはたしかに誇張されているが、こういった特徴を持つ人は、大人でも子供でもたくさんいる。彼らは今まで問題を指摘されたことがなく、鼻呼吸の指導を受けていない。彼らはたいてい、健康状態が優れず、エネルギーが低く、集中力が低い。ヨッシュ・ジェファーソン医師は、次のように言っている。

「これらの子供たちは、気道がふさがれていて夜によく眠れず、寝不足のため発育が阻害され、学業も悪影響を受ける。そのため、ADDやADHDと間違って診断されることが多

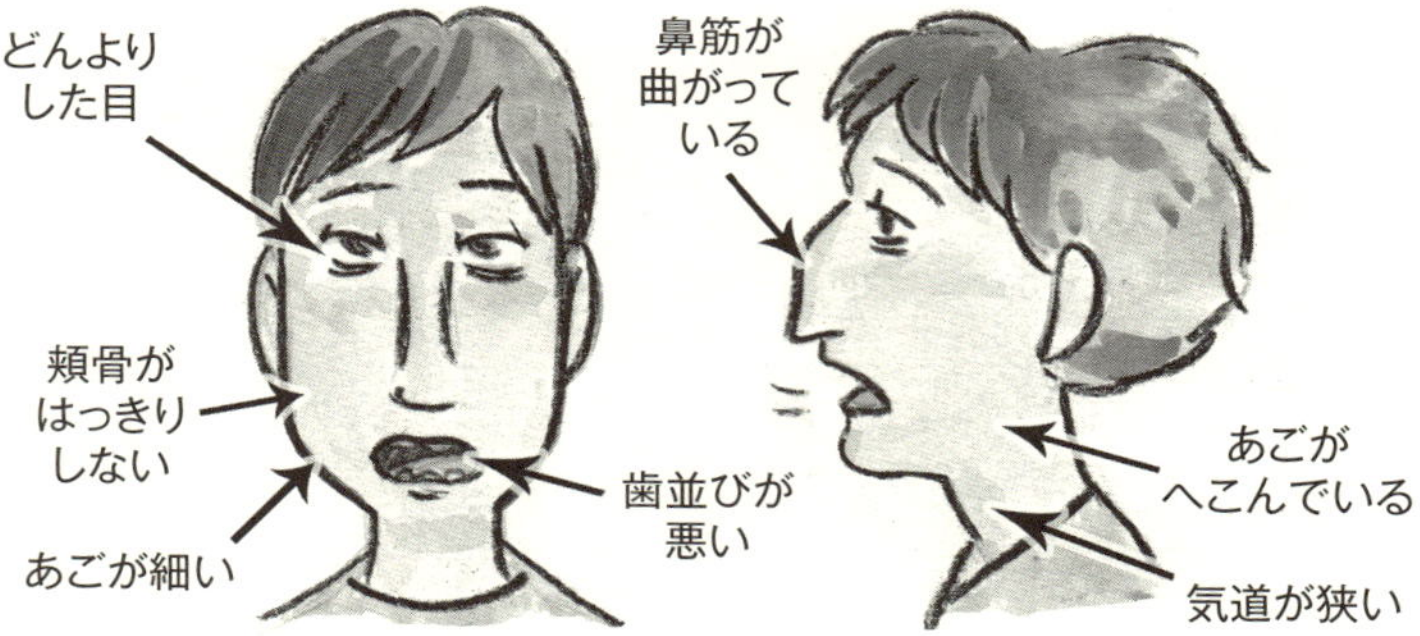


い」[10]

矯正歯科と頭蓋骨異常の専門家のエギル・ピーター・ハーヴォルドは、1970年代、サルの頭蓋骨の発達に関する広範な調査を行い、数年にわたって鼻呼吸が制限されると、顔の形が変わるということを発見した。[11]具体的にはあごが下がったり、歯並びが悪くなったりする。

現在の価値観で考えれば動物虐待になるような実験かもしれないが、人間の子供たちも、口呼吸という形でこの実験と同じことを今も続けているのだ。

ハーヴォルド博士の功績により、あごと顔の発達不全の予防と治療への道が開かれた。博士はほぼ独力で機能的矯正という手法を開発し、アメリカに導入したのである。[12]

2012年、長年にわたる口呼吸が顔の形に与える影響についての研究結果が発表された。

それによると、一見すると「無害」な習慣も、「複数の生理機能、行動機能に、短期または長期の影響を与える」という。

鼻に問題があるために口呼吸をする幼児や子供は、歯並びが悪い、細長い顔といった特徴を持つ傾向があり、外見に決定的な影響を与える。

口呼吸はまた、子供の健康にも大きく影響し、「下気道の閉塞性疾患」「眠りの質が悪い」「ストレスレベルが高い」といった症状が出て、生活の質が下がる。

なかには、口呼吸と乳幼児突然死症候群の関係を指摘する研究者もいる。[13]

## 子供のために正しい矯正歯科の治療を選ぶ

ここ何年かの間、私はヨーロッパ、オーストラリア、アメリカの歯科医師の会議に呼ばれ、鼻呼吸について講演することが多くなった。どの会議も私にとって、世界の歯科専門家と知り合えるまたとないチャンスだ。

矯正歯科の世界には2つの派閥があり、たがいに正反対の見解を持っている。それは、「機能的矯正」と「伝統的矯正」だ。

機能的矯正とは、歯並びを治すだけでなく、顔の形も正常にするという考え方だ。顔とあごが正常に発達するように矯正装置をつけ、本来の歯並びを取り戻すことを目指す。歯並びがまっすぐでないのは、歯が大きすぎるからではなく、口呼吸や指しゃぶりが原因であごが狭くなっているからだというのが、この矯正法を採用する歯科医の考えだ。そのためまずあごを広げて、歯がすべてまっすぐに収まる場所をつくる。抜歯は最後の手段だ。

一方で、伝統的矯正歯科の場合は、歯並びを治すことが第一の目的だ。顔の形や気道の広さは重視されない。たいてい抜歯という手法が用いられ、何の問題もない臼歯《きゅうし》を4本抜き、空いたスペースに重なり合った前の歯を移動していく。

この治療を行うと、口周りが陥没したようになり、鼻とあごの存在がさらに目立つようになることもある。また、抜歯によってあごの位置がずれると、あごの関節にも影響が出ることもある。下あごが後ろに行きすぎると、上気道を圧迫し、気道が狭くなって運動パフォーマンスに悪影響が出る。

もしあなたの子供が歯列矯正をしているのなら、矯正歯科医のジョン・ミュー博士に教わったことをあなたにも伝えておきたい。ミュー博士は、子供の顔の健全な発達に人生を捧げている人物だ。

### ・まずは抜歯の本数を歯科医に確認する

最初に永久歯を何本抜いて、後から何本抜くことになるのか。残念なことに、伝統的矯正を受けた子供のほとんどは、臼歯を4本も失う。そして彼らの半数は親知らずが生える場所がないので、歯は全部で24本になる。だが顔の正常な発達を促せば、32本の歯をすべて残すことは十分に可能だ。

**・医師が選んだ治療法で、子供の顔が長く伸びることはないか確認する**

親であるあなたには、すべての治療法の選択肢を知る権利があり、考えられる問題について知らされる権利がある。

知識は力だ。自分と子供にとってベストの治療法を見つけるには、機能的矯正と伝統的矯正の両方を調べたほうがいい。正しい治療を選べば、子供の生涯にわたる生活の質も向上する。じっくりと時間をかけて決断しよう。なにより子供の負担にならない治療法にするべきであり、抜歯は最後の手段だ。

## 鼻呼吸に変えるだけで歯並びの悪さを予防

アメリカで行われた研究によると、平均的な北アメリカの白人の子供の場合、頭囲の成長は9歳までで終わる。しかし下あごになると、だいたい18歳まで成長を続けるという[14]。

この調査結果からわかるのは、頭蓋骨が正常に発達するには、早い段階から鼻呼吸と正しい舌の位置の指導を行わなければならないということだ。

子供が口呼吸をしていると、思春期前までに口呼吸の悪影響がほぼ定着してしまう。顔の骨格の未発達や歯列矯正を避けたいのであれば、対策ができる時間は限られている。鼻呼吸と正しい舌の位置の指導は、早ければ早いほどいい。歯列矯正がまったく必要なくなるかもしれないというだけでなく、顔の形、全体的な健康状態、運動能力も、子供時代の短い時期にだいたい決まるからだ。

歯並びの悪さ、細長い顔、大きな鼻、細くてへこんだあごは、子供が鼻呼吸をするだけで予防できるということを、多くの人は知らない。呼吸法は、運動パフォーマンスだけでなく、生涯にわたる健康状態にも影響を与えるのだ。

口呼吸が子供の発達に与える影響は、決して軽視してはいけない。口呼吸の子供として私が味わった苦労は、もうくり返す必要はない。

私たちにはすでに、鼻呼吸の利点という知識があるのだから。

# 実践編

# 酸素アドバンテージ・プログラム

——Your Oxygen Advantage Program

## ＢＯＬＴスコアと健康状態から最適なプログラムを見つける

クライアントを指導するときは、いつもその人にいちばん合ったプログラムをつくるようにしている。彼らが安全に、なおかつもっとも効率的に目標を達成できるようにするためだ。プログラムをつくるときは、それぞれの健康状態とＢＯＬＴスコアを考慮しなければならない。それにライフスタイルに関する情報も参考になる。仕事のスケジュールや現在のトレーニングのじゃまにならないように、エクササイズのプログラムを組む必要があるからだ。忙しい毎日のなかでプログラムを実行するのはたしかに大変だ。それは私も十分に理解している。

しかしだからこそ、簡単で、しかも効果がすぐに現れる酸素アドバンテージ・プログラムが有効なのだ。ＢＯＬＴスコアが低いと、疲労感、集中力の低下、生産性の低下という問題が生じることに疑いの余地はない。

1日のうち、わずか30分から1時間をプログラムにあてるだけで、ＢＯＬＴスコアが伸び、それにともなってエネルギーレベルも上がり、全体的な健康状態と幸福感、運動パフォーマンスも向上する。私がこれまでに指導してきた数千人のクライアントも、みな短い時間で大きな効果を上げてきた。

酸素アドバンテージ・プログラムに取り組むときは、ライフスタイルそのものを変えると考えるのがいちばんだ。エクササイズをする時間を特別につくるのではなく、日常生活のなかに組み込むようにする。そうすれば面倒にならず、無理なく続けることができるだろう。

## 酸素アドバンテージ・プログラムの効果

慢性的な呼吸過多とは、安静時も運動時も、体が要求する量よりたくさんの空気を呼吸しているということだ。呼吸過多は、次のような症状につながる。

・血中二酸化炭素濃度が下がる
・口呼吸になり、一酸化窒素の利点を生かしきれなくなる
・赤血球が酸素を手放さなくなり、体の隅々まで酸素が行きわたらない
・血管と気道の平滑筋が収縮する
・血液のｐＨ値が異常になる
・運動中に筋肉や、心臓、脳などの臓器に酸素が行きわたらない
・運動中に酸化が促進され、疲労感につながる
・運動パフォーマンスが制限される

・全体的な健康状態が悪化する

一方、酸素アドバンテージ・プログラムを実行すると、次のような利点がある。

・睡眠の質がよくなり、エネルギーが増す
・運動時の息切れが減り、呼吸が楽になる
・EPOと赤血球が自然に増加する
・運動中の筋肉と臓器に酸素が行きわたる
・乳酸の蓄積を抑え、疲労を軽減する
・ランニングエコノミーと最大酸素摂取量が向上する
・有酸素性パフォーマンスが向上する
・無酸素性パフォーマンスが向上する

## 「軽い呼吸は正しい呼吸エクササイズ」上級編

「軽い呼吸は正しい呼吸エクササイズ」の上級編は、114ページで説明した基礎編をマスターしてから行うこと。このエクササイズは、腹式呼吸に呼吸を減らすエクササイズを組み合わせて行い、BOLTスコアの向上を目指す。

食後1時間以上たってから行うように注意してもらいたい。

このエクササイズは、次の3つのステージで構成されている。

**ステージ1　横隔膜をリラックスさせ、活性化させる**
**ステージ2　呼吸とお腹の動きを一体化させる**
**ステージ3　腹式呼吸をしながら呼吸量を減らしていく**

腹式呼吸のエクササイズを行うと、腹式呼吸があなたにとっての自然な呼吸法になる。このエクササイズは3つのステージに分かれていて、テクニックを正しく身につけるとともに、腹式呼吸を自然な呼吸にすることができるようになっている。

まず横隔膜の筋肉をリラックスさせ、呼吸の間うまく動けるようにする。次に呼吸に合わせて、お腹を動かせるようになることを目指す。そして最後に、腹式呼吸で呼吸量を減らす方法をマスターする。

腹式呼吸をマスターすれば、安静時の呼吸で体中に酸素を行きわたらせることができる。

運動時の呼吸を向上させたいなら、まず安静時の呼吸を向上させなければならない。これを忘れないようにしよう。

**ステージ1　横隔膜をリラックスさせ、活性化させる**

・背筋をまっすぐにして座り、おへそと胸骨の距離を広げるように体を伸ばす（頭のてっぺんから出た糸でつるされているようなイメージ）
・上に向かって伸びながら、肋骨の間のスペースが広くなっていくのをイメージする
・片手を胸に当て、もう片方の手をおへそのすぐ上に当てる（この時点ではまだ正しい呼吸にこだわらなくていい）
・お腹に当てた手の動きに意識を集中し、背筋を伸ばして座りながらお腹をふくらませ、手のひらでお腹がふくらむのを感じ取る（大きくふくらませるのではなく、動きがわかるぐらいでいい。この時点でも、まだ呼吸を変える必要はない）
・次にお腹をへこませて、手の動きを感じ取る
・このエクササイズを数分続け、固くなっていた横隔膜をほぐす

このエクササイズは、仰向けになり、膝を曲げて、足の裏を床につけるなど、横になって行ってもかまわない。

長年にわたる胸式呼吸で横隔膜がうまく動かなくなっている場合は、次のエクササイズを

行えば横隔膜の筋肉をほぐすことができる。

・鼻でゆっくり息を吸う
・鼻でゆっくり息を吐く
・鼻をつまんで息を止める（口は閉じたままにする）
・息を止めたまま、呼吸と同じ動きをする（横隔膜をリラックスさせるために呼吸筋が収縮し、お腹が動くのを感じる）
・中度の息苦しさを感じたら、鼻から手を離し呼吸を再開する。普通の鼻呼吸に戻る
・このエクササイズを2回から3回行い、横隔膜をリラックスさせる

意のままにお腹を動かせるようになったら、ステージ2に進める。
次からは、このお腹の動きと呼吸を組み合わせる。

**ステージ2　呼吸とお腹の動きを一体化させる**

・背筋を伸ばして座る
・片方の手を胸に当て、もう片方の手をお腹に当てる

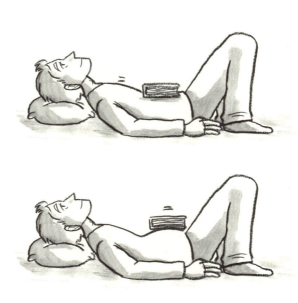

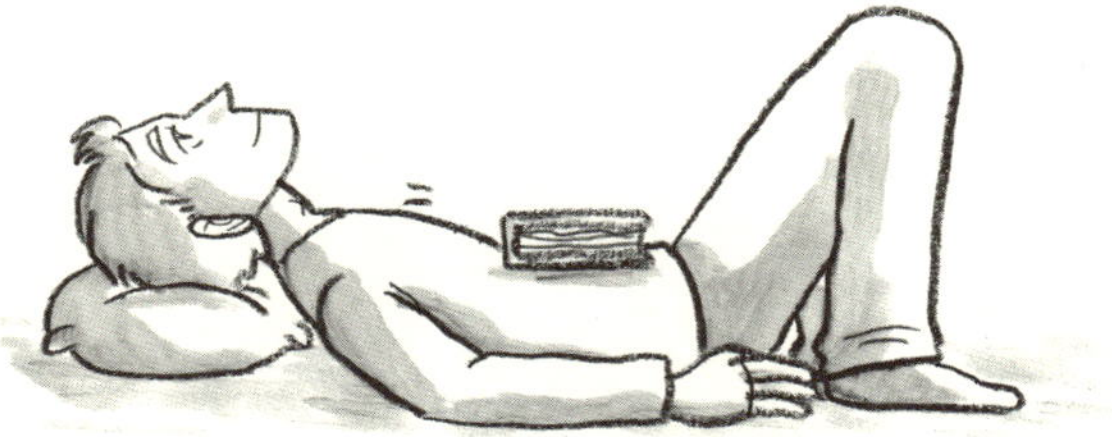

・呼吸をしながら肩の力を抜いて、自然な位置に落ち着かせる
・呼吸をしながら胸の動きをだんだんと小さくしていく（イメージと手の感触を頼りにする）
・それと並行して、お腹の動きを呼吸に合わせる
・息を吸うときにお腹をふくらませる（お腹に息を吸い込むのをイメージする。ただしお腹の動きを大きくしすぎないこと。頭がふらふらすることがある）
・息を吐くときにお腹をへこませる
・やさしく、静かに、落ち着いて呼吸する
・このエクササイズを数分続け、横隔膜の動きと呼吸に慣れる

このエクササイズは、横になったほうがわかりやすいかもしれない。右のイラストのように、頭の下に小さな枕を置き、膝を立て、次の手順で行う。

**・おへそのすぐ上あたりに重さのある本を置く**

**・息を吸うときはお腹に吸い込むようなイメージでお腹をふくらませ、本を上に持ち上げる**

**・息を吐くときは、お腹を元の位置に戻す**

息を吸うのは能動的な行為で、息を吐くのは受動的な行為だ。自然に息が体の外に出るのに任せる。息を吸うときは、お腹に空気が入るのをイメージし、本を持ち上げる。息を吐くときは、風船が勝手にしぼんでいくようすをイメージする。

呼吸と横隔膜の動きが一体になったことが確認できたら、ステージ3に進む。

## ステージ3　腹式呼吸をしながら呼吸量を減らしていく

ステージ1と2を実行してもまだ腹式呼吸ができないという人も、あきらめてはいけない。これまで何年も胸式呼吸だったのだから、その習慣を変えるのには時間がかかる。まだ腹式呼吸に慣れていない人も、ステージ3に進むことはできる。自然にできるようになるまで、ステージ1から3をくり返していこう。練習を重ねるほど、二酸化炭素への耐性も高くなる。

呼吸を減らすとは、次ページの図の上から下のように1分間で肺の中に吸い込む空気の量を少なくするということだ。呼吸を減らしていくと、血液の中の二酸化炭素がわずかに増え、その結果、横隔膜がリラックスする。

最初の2つのステージで腹式呼吸をマスターした人は、呼吸の量を減らすステージ3はずっと簡単に行うことができるだろう。

腹式呼吸で呼吸の量を減らす方法は2つある。1つは、腹式呼吸で全身をリラックスさせるという方法だ。体がリラックスすれば、呼吸の量は自然と減っていく。そしてもう1つは、自分の呼吸パターンに意識を集中し、吐く息と吸う息の量に敏感になるという方法だ。

1分から2分の間、自分の呼吸リズムに集中していると、自分がどれくらいの空気を体内に取り込んでいるかがわかってくるので、自分の呼吸を追いながらだんだんとペースを落としていく。わずかに息苦しさを感じる程度まで、呼吸の量を減らしていく。

この息苦しさが、呼吸を減らすエクササイズのカギであり、より自然で効率的な呼吸に近づいている証拠である。呼吸を減らすエクササイズを初めて行うときは、息苦しい状態を維持するのが難しいかもしれない。しかし、自分の体に変化を起こし、運動パフォーマンスを向上させたいなら、練習を続けなければならない。

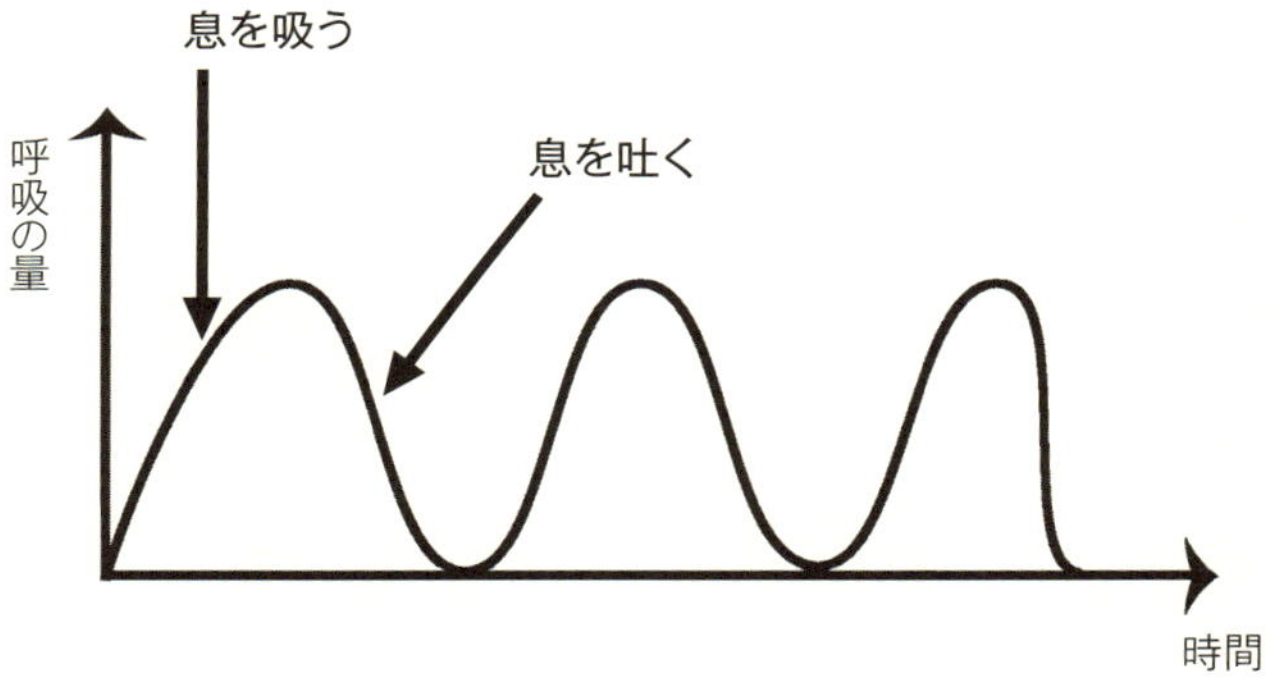
息を吸う
息を吐く
呼吸の量
時間

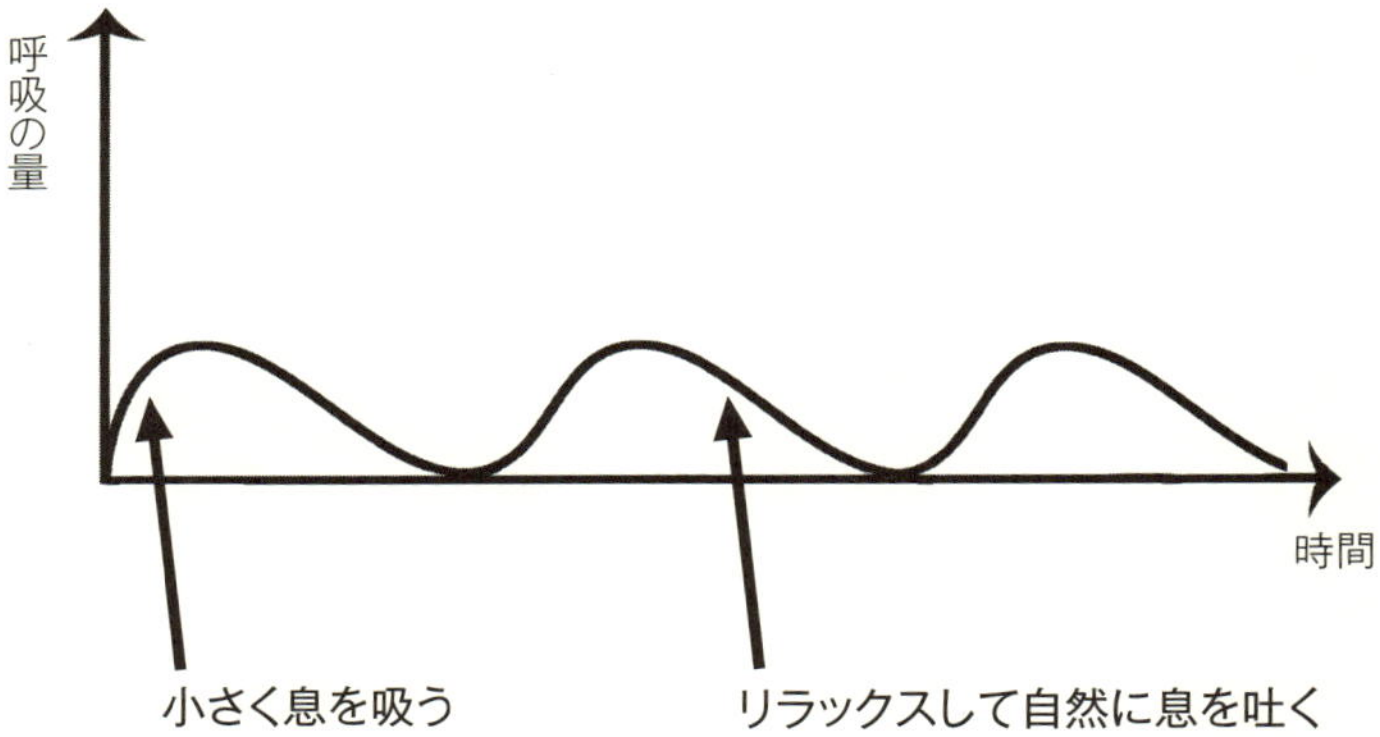
呼吸の量
時間
小さく息を吸う
リラックスして自然に息を吐く

ここで、本書でいちばん大切な言葉を教えよう。
クライアントたちにも毎日伝えている言葉だ。

**「大きく息を吸いたくなるのが、自分の呼吸量が減っていることを示す唯一の証拠だ」**

大きく息を吸いたくなる感覚は、BOLTスコアを測っているときの感覚に似ている。この息苦しさは、あまり強すぎてはいけない。普通に歩いているときと同じくらいの息苦しさがちょうどいい。

ステージ3では、腹式呼吸と小さな呼吸を合体させる。鏡の前に座って行うと、自分の呼吸の動きがよくわかる。

・背筋を伸ばして座る
・片方の手を胸に当て、もう片方の手をお腹に当てる
・頭のてっぺんから出た糸でつり下げられている感覚で、肋骨の間のスペースがゆっくり広がっていくのをイメージする
・息を吸い、お腹をふくらませる（胸の動きは最小限に）
・息を吐き、お腹をへこませる（胸の動きは最小限に）

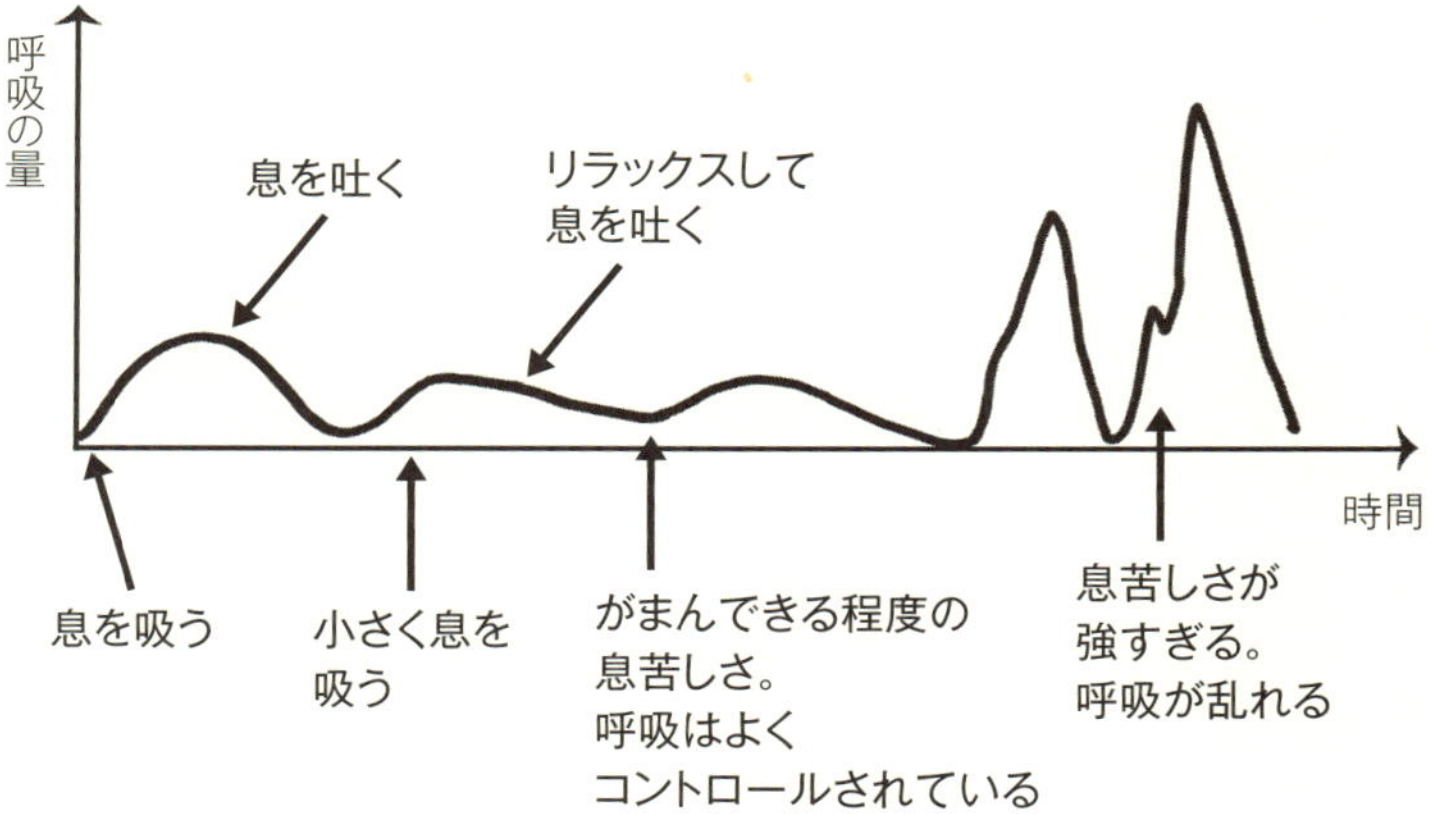


・すべての呼吸を鼻で行う
・吸う息と吐く息の大きさに神経を集中し、呼吸の量と呼吸のペースを意識する
・呼吸をしながら、胸とお腹に当てた手をやさしく押す（これでさらに呼吸に抵抗が生じる）
・手の押す力を感じながら、押し返すつもりで呼吸する（1回ごとに呼吸を小さくしていく）
・息を吸うときは自分が求めるよりも少ない量を吸う（呼吸を小さくするか、短くする）
・リラックスして息を吐き、肺と横隔膜の自然な動きに任せる
・吸う息が小さくなり、吐く息がリラックスしたら、目に見える呼吸の動きが減る

このエクササイズだけで、呼吸の動きを20パーセントから30パーセント減らせる。

ただしお腹の筋肉が収縮したり、痙攣したり、または呼吸のリズムが乱れたり、呼吸をコントロールできなくなったら、息苦しさが強すぎるということだ（305ページの図参照）。その場合はエクササイズを15秒ほど中断して、呼吸が普通に戻ったら再開する。

ここでよくある間違いは、呼吸の動きを小さくするために胸やお腹に力を入れて動かないようにすることだ。もし自分がそうなっていたら、15秒ほどエクササイズを中断する。

そしてエクササイズを再開したら、今度は手で胸とお腹をやさしく押すことで呼吸の量を減らすようにする。力を使うのではなく、リラックスして呼吸の量を減らしていく。

1分あたりの呼吸回数は気にしなくてもいい。理想をいえば増えないほうがいいが、BOLTスコアが20未満の人は、エクササイズ中に回数が増えていくかもしれない。もしそうなったら呼吸のペースを落とし、落ち着かせる。BOLTスコアがもっと長くなれば、呼吸を減らすエクササイズをしながら、呼吸のコントロールを維持するのがもっと簡単になる。

最初のうちは、息苦しい状態を維持できるのは20秒ぐらいかもしれない。しかし練習を重ねれば、もっと長く維持できるようになる。

ここで大切なのは、がまんできる程度の息苦しさにとどめるということだ。

がまんできなくなるまで無理をしてはいけない。この息苦しい状態を、3分から5分維持することを目標にする。5分のエクササイズを2セット行えば、呼吸中枢をリセットし、体の二酸化炭素耐性を高めることができる。

呼吸を減らすエクササイズをしているときは、息苦しい状態を維持して、血液の中の二酸化炭素を増やすことが大切だ。二酸化炭素が増えると、脳の呼吸中枢がリセットされ、もっと落ち着いて自然な呼吸ができるようになる。

呼吸中枢をほんの少し変えるだけでも、息苦しい状態を10分間維持する必要がある。

本書で紹介しているエクササイズのほとんどは、5分のセッションを2セット行うという形になっている。息苦しい状態を維持する自信がある人は、10分続けて行ってもいい。

## 酸素アドバンテージ・プログラムの仕組み

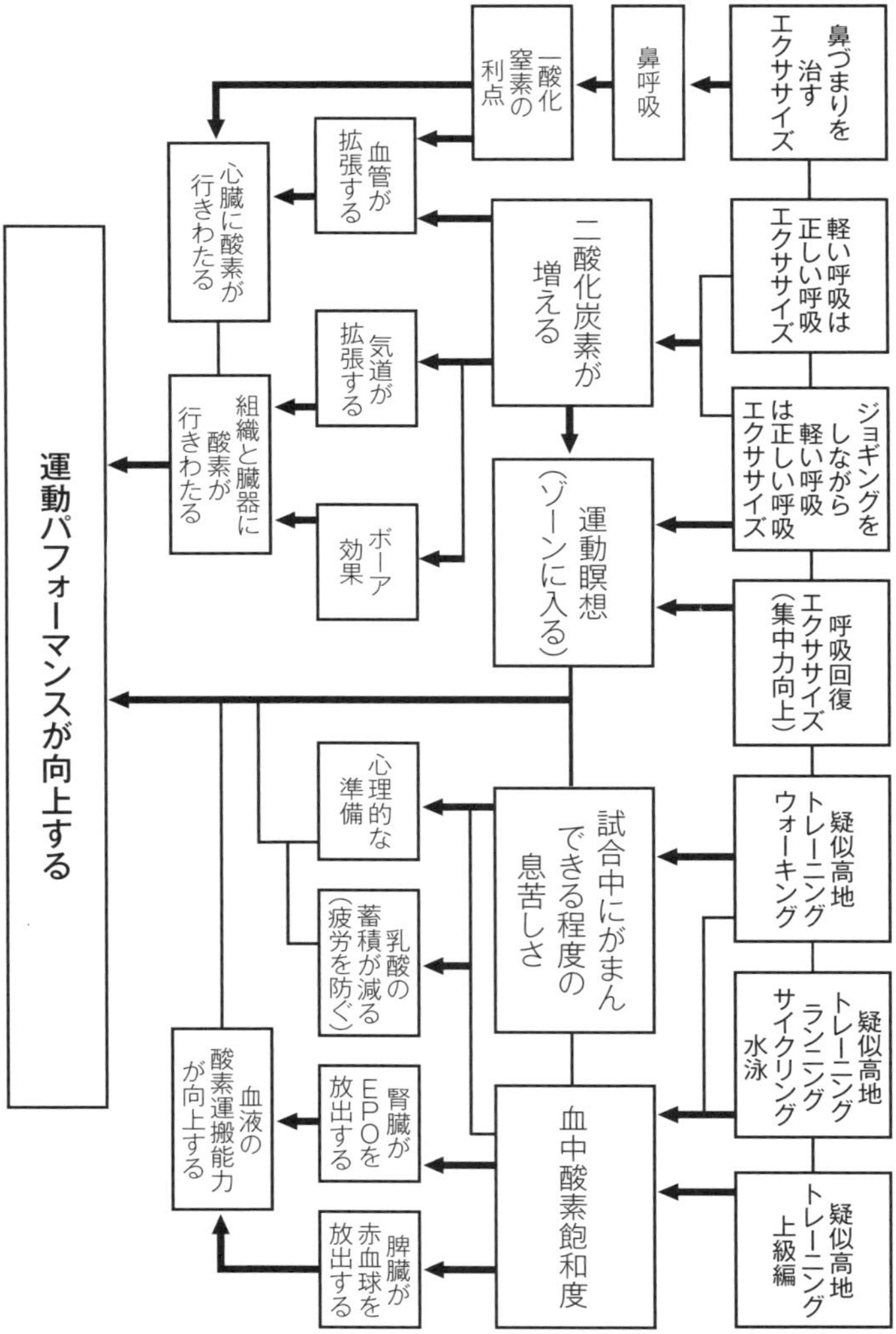

## BOLTスコアと健康状態に基づいたプログラム

**注意！**

ジョギングやランニングをしながら息を止めるエクササイズを行い、中度から強度の息苦しい状態をつくり出すと、強度の高いトレーニングと同じ効果がある。

そのため、以下の条件に当てはまる人は行わないほうがいい。

高齢、妊娠中、高血圧、循環器疾患、I型糖尿病、腎臓病、うつ病、がん、その他の深刻な健康問題。これらに当てはまる人でも、鼻呼吸と、簡単な「軽い呼吸は正しい呼吸エクササイズ」（114ページ参照）なら問題ない。

また、これから紹介するエクササイズも他の運動と同じで、食後2時間以上たってから行うこと。

## ●BOLTスコアが10秒未満の人のためのプログラム（健康状態がよくない人、中高年）

・毎朝、起きたらすぐにBOLTスコアを測る
・起きているときも寝ているときも鼻呼吸をする。寝ている間は口にテープを貼って寝る
・「呼吸回復エクササイズ」を行う（135ページ参照）。2秒から5秒の短い息止めをくり返すエクササイズを行う。10分を1セットとし、1日に6セット行う
・呼吸を回復するもう1つの方法は、鼻から息を吐き、鼻をつまんで息を止め、息を止めたまま5歩か10歩あるく。1分休み、再開する。このエクササイズを10回くり返す
・1日に10分から15分、口を閉じたままゆっくり歩く。これを毎日続ける。口で息をしたくなったら、立ち止まり、呼吸が回復するまで待つ
・BOLTスコアが15秒を超えた人は、「呼吸回復エクササイズ」よりも、「軽い呼吸は正しい呼吸エクササイズ」のほうが効果的になる。BOLTスコアが低い人は、最低でも1時間、このエクササイズを行う（10分のエクササイズを6セット）
・BOLTスコアが伸びると、運動をするのが前よりも楽になる。ここでの目標は、6週間から8週間以内にBOLTスコアを25秒まで伸ばすことだ
・次ページのような表にエクササイズの記録を書き込む

| BOLTスコア10秒以下 | 例 | 1日目 | 2日目 | 3日目 | 4日目 | 5日目 | 6日目 | 7日目 |
|---|---|---|---|---|---|---|---|---|
| BOLT | 午前7時[7秒] | | | | | | | |
| 呼吸回復エクササイズ | 午前7時[10分] | | | | | | | |
| 呼吸回復エクササイズ | 午前10時[10分] | | | | | | | |
| 呼吸回復エクササイズ | 午前11時[10分] | | | | | | | |
| 呼吸回復エクササイズ | 午後2時[10分] | | | | | | | |
| 呼吸回復エクササイズ | 午後3時[10分] | | | | | | | |
| 呼吸回復エクササイズ | 午後9時[10分] | | | | | | | |
| ゆっくり歩く | 午後4時[10分] | | | | | | | |

## ●BOLTスコアが10秒から20秒の人のためのプログラム

・毎朝、起きてすぐにBOLTスコアを測る
・つねに鼻呼吸。寝ているときも必ず鼻呼吸になるように、口にテープを貼って寝る
・つねに自分の呼吸を意識し、静かで穏やかな呼吸を維持する
・ため息が出そうになったら、飲み込むか、息を止める。ため息が出てしまったら、鼻からゆっくり息を吐き、5秒から10秒息を止めて失われた二酸化炭素を補給する
・「軽い呼吸は正しい呼吸エクササイズ」（114ページ参照）、または「呼吸回復エクササイズ」（135ページ参照）を実施する。10分を1セットとし、1日に3セット行う。午前に1回、午後に1回、寝る前に1回だ
・1日に30分から1時間、ウォーキングしながら「軽い呼吸は正しい呼吸エクササイズ」（114ページ参照）を行う。BOLTスコアが15秒以上なら、ウォーキングの代わりにスロージョギングでもいい
・次ページのような表にエクササイズの記録を書き込む

| BOLTスコア10秒～20秒 | 例 | 1日目 | 2日目 | 3日目 | 4日目 | 5日目 | 6日目 | 7日目 |
|---|---|---|---|---|---|---|---|---|
| BOLT | 午前6時30分[15秒] | | | | | | | |
| 軽い呼吸 | 午前6時30分[10分] | | | | | | | |
| 軽い呼吸 | 午前8時[10分] | | | | | | | |
| 軽い呼吸 | 午後10時[10分] | | | | | | | |
| 30分～1時間の運動 | 午後3時[40分] | | | | | | | |

## ●BOLTスコアが20秒から30秒の人のためのプログラム

・毎朝、起きてすぐにBOLTスコアを測る
・つねに鼻呼吸。寝ているときも必ず鼻呼吸になるように、口にテープを貼って寝る
・「軽い呼吸は正しい呼吸エクササイズ」（114ページ参照）を行って呼吸の量を減らす。1回10分、それを1日で3セット行う。午前に1回、午後に1回、寝る前に1回だ
・「疑似高地トレーニング」（177ページ参照）を10分間行う。歩きながら1分おきぐらいに息を止め、中度から強度の息苦しさを感じるまでそのまま歩く
・早歩きかジョギングをしながら「軽い呼吸は正しい呼吸エクササイズ」を行う。毎日30分から1時間。体をリラックスさせ、鼻呼吸で腹式呼吸を心がける。少し息苦しさを感じるぐらいがちょうどいい
・ウォーキングかジョギングをしながら疑似高地トレーニング。8回から10回息を止める
・運動が終わったら、「呼吸回復エクササイズ」（135ページ参照）を行う
・次ページのような表にエクササイズの記録を書き込む

| BOLTスコア20秒~30秒 | 例 | 1日目 | 2日目 | 3日目 | 4日目 | 5日目 | 6日目 | 7日目 |
|---|---|---|---|---|---|---|---|---|
| BOLT | 午前6時15分[25秒] | | | | | | | |
| 軽い呼吸 | 午前6時15分[10分] | | | | | | | |
| 軽い呼吸 | 午前10時[10分] | | | | | | | |
| 軽い呼吸 | 午後10時[10分] | | | | | | | |
| ウォーキングかジョギングをしながら軽い呼吸 | 午後3時[45分] | | | | | | | |
| 疑似高地トレーニング | 上記の運動中に実施 | | | | | | | |

## ●BOLTスコアが30秒を超える人のためのプログラム

・毎朝、起きてすぐにBOLTスコアを測る
・つねに鼻呼吸。寝ているときも必ず鼻呼吸になるように、口にテープを貼って寝る
・疑似高地トレーニング（177ページ参照）を10分間行う。歩きながら1分おきぐらいに息を止め、中度から強度の息苦しさを感じるまでそのまま歩く
・ランニングをしながら「軽い呼吸は正しい呼吸エクササイズ」（114ページ参照）を行う
・鼻呼吸のランニングを20分から1時間続ける
・ランニングの途中で疑似高地トレーニングを行う。息を吐いてから息を止め、そのまま10歩から40歩ほどスピードを維持して走る
・息止めが終わったら、鼻で呼吸を再開し、それと同時に体をリラックスさせる。ランニングの間ずっと、数分おきに息を止める
・運動の後に「呼吸回復エクササイズ」（135ページ参照）を行う
・上級編の「疑似高地トレーニング」（184ページ参照）を、1日おきに1セッション行う
・夜寝る前に、「軽い呼吸は正しい呼吸エクササイズ」を15分行う
・次ページのような表にエクササイズの記録を書き込む

| BOLTスコア30秒超 | 例 | 1日目 | 2日目 | 3日目 | 4日目 | 5日目 | 6日目 | 7日目 |
|---|---|---|---|---|---|---|---|---|
| BOLT | 午前7時[35秒] | | | | | | | |
| 軽い呼吸 | 午前10時[45分] | | | | | | | |
| ランニングしながら疑似高地トレーニング | ランニングのときに実施 | | | | | | | |
| 上級編疑似高地トレーニング | 午後0時実施 | | 休み | | 休み | | 休み | |
| 寝る前の軽い呼吸 | 午後10時30分[15分] | | | | | | | |

## 酸素アドバンテージ・プログラムのまとめ（BOLTスコア10～30秒超まで）

プログラムを続けてＢＯＬＴスコアが向上すると、さらにエクササイズの強度を上げて、自分にとって未知の運動パフォーマンスも達成できるようになる。

次の図表を参考に、成功までの道を確認しよう。

### 酸素アドバンテージ・プログラム　成功への道

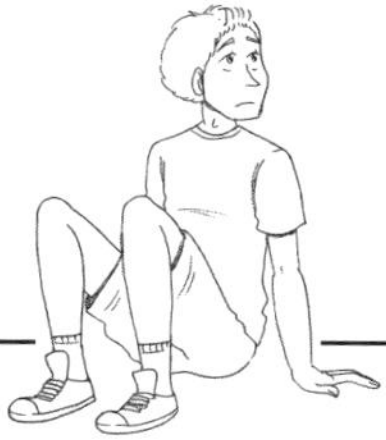

**BOLTスコア**
**10秒未満**

朝のBOLTスコアを測る

昼も夜も鼻呼吸

呼吸回復エクササイズ（10分のセッションを1日6回）

口を閉じたまま10分～15分のゆっくりしたウォーキング。毎日行う

BOLTスコアが15秒まで伸びたら、軽い呼吸は正しい呼吸エクササイズを行う（10分のセッションを1日6回）

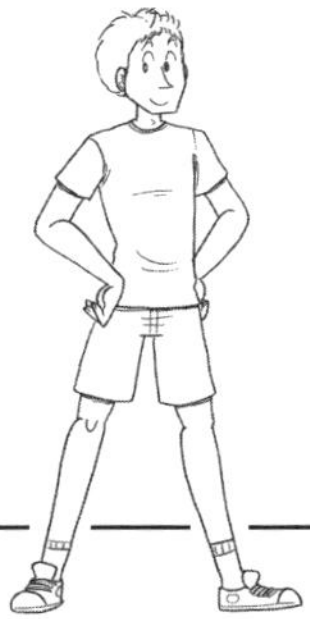

**BOLTスコア 30秒超 健康状態は良好**

朝のBOLTスコアを測る

昼も夜も鼻呼吸

運動の前にウォームアップ

運動しながら軽い呼吸は正しい呼吸エクササイズ

ジョギングかランニングをしながら疑似高地トレーニング

1日おきに上級編疑似高地トレーニング

寝る前に軽い呼吸は正しい呼吸エクササイズを15分

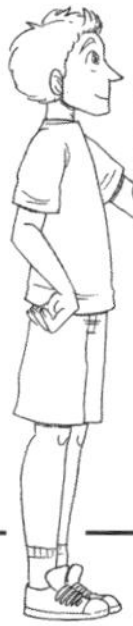

**BOLTスコア 20秒～30秒 健康状態は良好**

朝のBOLTスコアを測る

昼も夜も鼻呼吸

軽い呼吸は正しい呼吸エクササイズを座って行う（10分のセッションを3回）

エクササイズの前にウォームアップを行う

早歩きかジョギングをしながら軽い呼吸は正しい呼吸エクササイズ（30分～1時間）

早歩きかジョギングをしながら疑似高地トレーニング

運動の後に呼吸回復エクササイズ

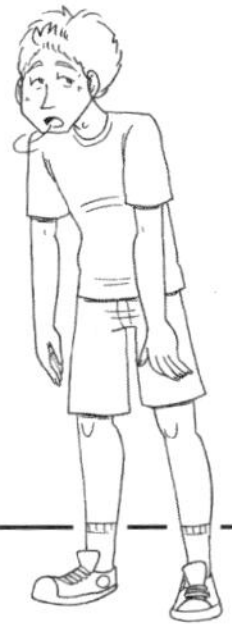

**BOLTスコア 10秒～20秒**

朝のBOLTスコアを測る

昼も夜も鼻呼吸

ため息、大きな呼吸を避ける

軽い呼吸は正しい呼吸エクササイズ（10分のセッションを1日3回）

ウォーキング、またはスロージョグをしながら軽い呼吸は正しい呼吸エクササイズ（30分～1時間）

運動の後に呼吸回復エクササイズ

## ●減量したい人または肥満の人のためのプログラム（すべてのBOLTスコアに有効）

・昼も夜もつねに鼻呼吸をする
・口にテープを貼って寝る
・普段の生活で自分の呼吸を意識する。静かでリラックスした呼吸を心がける
・「軽い呼吸は正しい呼吸エクササイズ」（114ページ参照）を行う。10分から15分のセッションを1日5回。たとえば次のように分割できる
・仕事前に10分／昼休みに10分／仕事後に10分／夜テレビを見ているときに10分（またはもっと長く）／寝る前に15分
・歩きながら軽い呼吸は正しい呼吸エクササイズ。1日30分から1時間
・BOLTスコアが20秒を超えていて、息を止めるエクササイズを行う条件を満たしている人は、歩きながら「疑似高地トレーニング」（177ページ参照）を行う。歩いている間ずっと中度の息苦しさを感じるように、8回から10回の息止めを行う
・正しい空腹感を意識する。本当にお腹が空いたら食べ、満足したら食べるのをやめる
・次ページのような表にエクササイズの記録を書き込む

| 減量 | 例 | 1日目 | 2日目 | 3日目 | 4日目 | 5日目 | 6日目 | 7日目 |
|---|---|---|---|---|---|---|---|---|
| BOLT | 午前7時45分[17秒] | 7:15 20 | | | | | | |
| 軽い呼吸 | 午前8時[10分] | | | | | | | |
| 軽い呼吸 | [10分] | | | | | | | |
| 軽い呼吸 | 午後0時30分[10分] | | | | | | | |
| 軽い呼吸 | 午後6時[10分] | | | | | | | |
| 軽い呼吸 | 午後11時15分[15分]就寝前 | | | | | | | |
| 歩きながら軽い呼吸は正しい呼吸エクササイズ | 午後3時実施 | | | | | | | |

## ●子供とティーンエイジャーのためのプログラム

・「鼻づまりを治すエクササイズ」(97ページ参照)を行う(簡単で、すぐに終わって、効果がわかりやすいので、子供にいちばん向いている)
・「鼻づまりを治すエクササイズ」を1日に12回行う。6回を1セットとし、朝食前に1セット、日中に1セット行う。息を止めながら歩ける距離が伸びるペースは、一般的に1週間に10歩だ。最終的に80歩から100歩を目指す
・「鼻づまりを治すエクササイズ」を行うときは、口にテープを貼ってもいい。エクササイズの間ずっと口を閉じていられるので、口呼吸の防止になる
・鼻呼吸を定着させるために、テレビを見ているときや、家にいるときに口にテープを貼っておく
・口を閉じ、舌を上あごにつけて、鼻だけで呼吸する。それを1日中続ける
・次ページのような表にエクササイズの記録を書き込む